LA FIN DE LA MÉDECINE À VISAGE HUMAIN

DU MÊME AUTEUR
AUX ÉDITIONS ODILE JACOB

Avec James McCormick : *Idées folles, idées fausses en médecine* (1992)

PETR SKRABANEK

LA FIN DE LA MÉDECINE À VISAGE HUMAIN

Traduit de l'anglais par
Robert de Wilde

EDITIONS
ODILE JACOB

PUBLIÉ AVEC LA COLLABORATION DE MARIE-LORRAINE COLAS

Titre original :
The Death of Humane Medicine and the Rise of Coercive Healthism

Pour la traduction française :
ISBN 2-7381-0343-X

15, RUE SOUFFLOT, 75005 PARIS

à Paul Sachet

Préface

Qui est cette vipère au sein du monde médical ? Qui est ce Barbe-Bleue ? L'une de mes meilleures initiatives professionnelles fut de rencontrer Petr Skrabanek.

Son histoire est remarquable. En 1968, lorsque les troupes russes envahissent Prague, il se trouve en vacances à Dublin avec sa femme Véra. Ils décident de s'installer en Irlande où ils perfectionnent leur connaissance de l'anglais à l'aide d'un exemplaire d'*Ulysse* – Petr devait d'ailleurs devenir une autorité mondiale sur James Joyce. À sa qualification tchèque de toxicologue, Petr joint un diplôme irlandais de médecin. Dès le milieu des années soixante-dix, il se fait remarquer par une série de lettres acerbes et pleines d'esprit qu'il adresse au *Lancet* depuis l'unité d'endocrinologie d'un hôpital catholique. Il multiplie ses attaques acérées contre la médecine de masse, les apôtres du style de vie qui proposent mensongèrement de tromper la mort. Dans le milieu de la santé publique et de l'épidémiologie, le nom de Skrabanek soulève de violentes passions. Aussi est-il étonnant, et réconfortant, de le voir admis au Département de santé publique de Trinity College à Dublin.

Lors de ses visites au *Lancet*, œil vif et cigarette aux

lèvres, le prétendu Barbe-Bleue se révèle aimable, drôle et immensément cultivé. Il rejoint notre équipe d'éditorialistes ; et nous nous apercevons très vite que les médecins autour de nous prononcent son nom avec plus d'affection que d'exaspération. De fait, la communauté médicale en vient à le considérer comme un agitateur qui, à travers le monde, ajoute du piment et de la controverse à des réunions autrement insipides. Comme Ivan Illich avant lui, Petr était désormais admis et reconnu.

La Fin de la médecine à visage humain rend Petr Skrabanek à son rôle favori de contestataire. Les critiques pourront prétendre, non sans raison, que son analyse manque de mesure. Qu'importe. Ce que je pense de ses sombres pronostics ? Je ne suis pas aussi pessimiste ; je me sens plus libéral que libertaire. Mais Skrabanek énonce des vérités que nous ferions mieux d'entendre.

ROBIN FOX
Rédacteur en chef du *Lancet*

Avant-propos

Les chemins qui mènent à la perte des libertés sont innombrables. L'un d'eux porte l'indication SANTÉ POUR TOUS.

Ce livre traite des dangers du culte de la santé, des dangers d'une idéologie de « santé nationale ». Nous avons le droit de faire ce que nous voulons de nos vies, de poursuivre le bonheur de notre choix, de vivre librement tel le Sauvage dans *Le Meilleur des mondes*. Les idéologies totalitaires utilisent toujours la rhétorique de la liberté et du bonheur qu'elles assortissent de la fausse promesse d'un avenir radieux pour tous.

À ceux qui n'admettent pas, ou ne veulent pas admettre, la nature utopique des campagnes de promotion de santé, mes critiques paraîtront, au mieux, mal fondées, au pire, misanthropes ou malveillantes. Comment la recherche de la santé pourrait-elle conduire à la perte de la liberté ? La santé n'est-elle pas une condition nécessaire de la liberté ? Un homme libre à l'agonie est-il plus heureux qu'un esclave bien-portant ?

La composition de ce livre est simple. La première partie montre comment le thème de la Santé est exploité à des fins professionnelles, politiques ou commerciales.

Son culte apparaît dans les démocraties occidentales au cours des années soixante-dix, d'abord aux États-Unis. Il appartenait déjà aux idéologies totalitaires de l'Allemagne nazie et de la Russie communiste. Le premier qui en ait vu les dangers dans les démocraties occidentales fut Ivan Illich. Reprenons donc le débat là où ce dernier l'a laissé.

Nous avons dans un deuxième temps traité des styles de vie. L'histoire nous apprend que ce sont d'abord quelques individus qui se sont lancés à la recherche de la chimère Santé. C'est ensuite que la normalisation collective du comportement a été érigée en politique d'État. En dépit de la variété des régimes visant à garantir et à maintenir la bonne santé des populations, ce sont toujours les trois mêmes maux qui sont condamnés : la boisson, le tabac et le sexe. Les exhortations de nos propagandistes de santé, bien qu'apparemment fondées scientifiquement, rappellent de fâcheux précédents historiques.

La troisième partie est un examen de la tyrannie de la Norme. Elle porte sur l'ascension d'une culture du Grand Frère chargé de la surveillance des styles de vie. Elle donne à voir les manifestations d'une médecine coercitive. Une fois la majorité de l'opinion convaincue que la Santé de la Nation est un but louable en soi, indépendamment des moyens mis en œuvre pour l'atteindre, la religion du style de vie et l'exercice de son culte peuvent compter sur un soutien généralisé. Une perversion du langage vient d'ailleurs obscurcir la volonté de puissance qui se masque derrière cette quête apparemment altruiste de santé pour tous.

À quoi bon me défendre contre l'accusation d'iconoclasme ? À quoi bon défendre le ton d'un ouvrage qui, selon un lecteur bien intentionné, éloignerait même d'éventuels partisans ? Le but de cet ouvrage n'est pas de plaire mais de sonner le tocsin.

Certains amis qui approuvaient le contenu du livre ont contesté la place proéminente réservée à l'ouvrage d'Illich, *Némésis médicale*. Ils reprochaient à l'auteur son catholicisme traditionaliste et réactionnaire. Les positions religieuses d'Illich ne m'intéressent pas. Mais la perspicacité qui l'a conduit le premier à discerner le danger rampant du culte de la santé mérite d'être saluée. Quelques gauchistes ont bien pris prétexte des positions mystico-religieuses de Soljenitsyne pour discréditer *L'Archipel du goulag.*

Ce livre ne traite pas de la médecine mais de la perversion de ses idéaux, notamment dans les pays dominés par l'idéologie médicale anglo-américaine. La médecine occidentale est pourtant la seule qui ait un fondement rationnel. Ma critique ne vaut pas approbation des boniments holistiques orientaux. Un sheikh malade choisira de se faire soigner dans un hôpital occidental plutôt que de recourir à la magie locale. Pour se rendre à une conférence sur le pétrole, le riche potentat d'un État islamique fondamentaliste préférera voyager dans un avion fabriqué en Occident que sur un tapis volant.

PREMIÈRE PARTIE

L'idéologie de la santé

I – LA MONTÉE DE L'IDÉOLOGIE

Comme l'amour, la beauté ou le bonheur, la santé est une idée métaphysique qui échappe à toute approche objective. Les gens sains ne se préoccupent pas de leur santé sauf s'ils sont hypocondriaques, ce qui n'est pas, à dire vrai, un signe de bonne santé. On ignore son organisme tant qu'il fonctionne parfaitement. C'est l'absence de santé qui fait qu'on en rêve. Ce n'est de même qu'en prison que l'on découvre la véritable signification de la liberté.

La quête de la santé est signe de mauvaise santé. Quand cette recherche n'a plus un caractère personnel mais relève d'une idéologie d'État – c'est le Devoir de Santé – elle constitue un symptôme de maladie politique. À son extrême, une telle idéologie justifie le racisme, la ségrégation et l'eugénisme puisque « sain » veut alors dire patriotique, pur, et « malsain » étranger, pollué. On la retrouve sous une forme atténuée dans les démocraties occidentales, lorsque les pouvoirs publics vont, en matière de santé, au-delà de l'éducation et de l'information strictes et recourent à la propagande et à d'innombrables moyens de pression pour imposer un « style de vie sain », normatif et universel. Les actions humaines sont alors bonnes ou mauvaises, saines ou malsaines, prescrites ou proscrites, réfléchies ou irréfléchies. La pratique « immorale » du sexe, l'usage de drogues – légales, comme l'alcool ou le tabac, ou illégales – constituent des conduites irresponsables que les moralistes qualifient de « vices ». Mais il est pareillement irresponsable de refuser un contrôle médical régulier, de ne pas « manger sain » ou de ne pas pratiquer de sport. Le but déclaré d'une telle idéologie est la Santé de la Nation avec promesse implicite d'un plus grand bonheur pour tous. Or, il y a un monde de différence entre « maximaliser la santé » et « minimiser la souffrance ». Comme Karl Popper le faisait remarquer dans *La Société ouverte et ses ennemis* [1], les tentatives pour maximaliser le bonheur d'un peuple conduisent toujours au totalitarisme.

La profession médicale, en particulier le service de santé publique, a fourni le support théorique nécessaire à une telle vue. C'est la doctrine du Mode de vie obligatoire selon laquelle la plupart des maladies résulteraient de comportements malsains. Bien que cette idéologie ait une forte connotation morale, sa langue est mathématique. Chaque « facteur de risque » se voit ainsi attribuer une note qui quantifie le risque. L'éminent épidémiologiste britannique Geoffrey Rose estime que la majorité d'entre nous vit mal. Nous formons une « population malade ». Mais parce qu'un tel message risquerait de conduire au rejet fataliste du style de vie sain, jugé « trop contraignant pour être acceptable », Rose suggère que la société tout entière soit rééduquée dans sa « perception de ce qui est normal et de ce qui est socialement acceptable [2] ». Sortant de sa fonction traditionnelle d'assistance aux malades, la profession médicale est invitée à jouer le nouveau rôle d'expert-conseil des bien-portants et d'arbitre de la « normalité ».

Les hommes politiques tirent aisément profit de cette rhétorique de la bonne santé. Elle augmente leur popularité à peu de frais, elle accroît leur pouvoir de contrôle sur la population, elle ne rencontre pas la résistance des partis d'opposition qui promettent au contraire de faire encore plus pour la Santé de la Nation. Les textes fondateurs ont paru en 1974 avec la publication d'*Une nouvelle perspective de la santé des Canadiens* * et du *Forward Plan for Health* ** émanant du ministère américain de la Santé. Selon ces rapports, imités ultérieurement dans d'autres pays, la majorité des décès et l'augmentation des coûts de santé résultent de modes de vie malsains. Une telle doctrine culpabilise les victimes en soutenant que les plus grandes maladies sont « auto-induites » par un comportement « irresponsable ». En 1977, J. H. Knowles *** pouvait dire : « La notion de droit à la santé devrait être remplacée par l'idée d'une obligation morale pour chacun de nous de préserver sa propre santé, un devoir public en quelque sorte [3]. » Être en bonne santé est politiquement correct ; c'est le devoir du citoyen responsable.

Le culte de la santé est une idéologie puissante qui, dans nos sociétés modernes et laïques, emplit le vide laissé par la religion. Ersatz de religion, cette doctrine a d'ailleurs rencontré un large écho dans les classes moyennes qui ont perdu tout lien avec la culture traditionnelle et se sentent de moins en moins en sûreté dans un monde en mutation. C'est le salut par la santé. Si la mort doit être le point final, qui sait si l'inévitable ne peut être indéfiniment repoussé ? Et si la maladie peut conduire à la mort, n'est-ce pas elle qu'il faut écarter par des rituels propitiatoires ? Les justes seront sauvés, les méchants mourront.

* C'est le rapport Lalonde, du nom du ministre de la Santé de l'époque.

** En avant vers la santé.

*** Président de la Fondation Rockefeller.

II – L'APRÈS-ILLICH

La médecine est malade. Au diagnostic porté par Illich dans son livre *Némésis médicale* paru en 1975 [4], le « patient » a répondu, comme on pouvait s'y attendre, en niant sa maladie.

Pour Illich, la médecine a usurpé le monopole d'interprétation et d'administration de la santé, du bien-être, de la souffrance, de la maladie, du handicap et de la mort, au détriment de la santé elle-même. Par santé, il entend le processus d'adaptation à la croissance, au vieillissement, à la maladie et à la mort enraciné dans la culture et la tradition des peuples. Prises en charge de leur naissance à leur mort, parfois même avant leur naissance, les populations perdent toute autonomie. S'oublient et se perdent alors l'art de vivre et de mourir qui se transmettaient de génération en génération. La solidarité des communautés traditionnelles cède le pas à la solitude des individus, masse anonyme de « consommateurs de santé ». *Némésis médicale* énonçait des vérités importantes, et l'on comprend que vingt ans après, son empreinte soit encore aussi profonde.

L'attaque d'Illich contre « l'expropriation médicale de la santé » a suscité la réaction hostile de la profession. C'était pourtant dans la littérature médicale, destinée en principe aux seuls médecins, qu'il avait puisé l'essentiel de ses informations. Cette critique interne se contentait d'ailleurs de relever quelques imperfections minimes. Le corps était sain, les signes du cancer généralisé totalement ignorés. Ce qui bouleversait la profession médicale était donc moins l'attaque dont elle était victime que le fait qu'Illich n'appartenait pas au sérail. Un prêtre ! Un philosophe ! Mais comment osait-il ?

Comme tous les autres médecins, Philip Rhodes * a exprimé un rejet sans nuance : « Illich ne dit rien qui n'ait déjà été dit par un autre médecin » ; « il n'y a rien de vraiment neuf là-dedans » ; « il existe dans les rangs de la médecine des penseurs plus radicaux qu'Illich » : ce n'est qu'un « amateur », il ne peut pas vraiment comprendre [5].

Mais si Rhodes avait raison, s'il n'y avait rien de neuf dans l'accusation d'Illich qui voyait dans la profession médicale une menace pour la santé, pourquoi tant de bruit autour des pitreries d'un niais ressassant des vérités éculées ? Désireux de montrer à quel point Illich se trompait sur les véritables intentions de la médecine, Rhodes alla jusqu'à nier que la profession médicale ait jamais « prétendu prolonger la vie ». N'avait-il donc pas eu connaissance du slogan officiel de nos préventeurs modernes : « Ajouter des années à la vie et de la vie aux années » ? N'avait-il donc jamais vu ces statistiques qui prouvent qu'une bonne hygiène de vie sur ordonnance augmente spectaculairement l'espérance de vie ?

Alec Patton, médecin à Birmingham, fut l'un des rares à juger bien fondées les attaques d'Illich. Parlant probablement au nom d'une génération de médecins plus ancienne, Patton écrivit : « Seuls les médecins les plus chauvins pourraient nier que les progrès de santé survenus au cours des derniers siècles résultent davantage de l'amélioration des conditions de vie – nourriture, eau, habitat, hygiène, éducation – que de l'avancée de la médecine avec laquelle ils n'ont pour ainsi dire rien à voir [6]. »

Quelques médecins furent aveuglés par la rage et pris de logorrhée. Un correspondant du *British Medical Journal* écrivit : « Existe-t-il quelque chose de plus révoltant, de plus monstrueux que ces écrits franchement pervertis ? J'aimerais bien le savoir. Ou plutôt non, je ne préfère

* Doyen de la faculté de médecine de l'université d'Adélaïde (Australie).

pas [7]. » On a consacré un livre entier à réfuter Illich. David Horrobin s'est, lui, chargé de le ridiculiser et a parlé d'un « jeteur de sorts dans la tradition classique de l'Ancien Testament : brillant et éloquent, séduisant et convaincant, extrêmement dangereux pour les intelligences moyennes [8] ».

Dix ans plus tard, Illich reprit l'idée d'« expropriation de la santé ». Selon lui, la menace principale ne venait plus de « l'Establishment médical » mais de la quête de la santé et du bien-être holistique [9]. L'un des correspondants du *Lancet* ne manqua pas alors de diagnostiquer chez Illich un « début de dégénérescence intellectuelle et l'apparition du syndrome de célébrité intellectuelle * [10] ». Pourtant Illich ne menait pas de vendetta personnelle contre les médecins. Comme chacun de nous, il recourait même, au besoin, aux services de santé. Son attaque contre le milieu médical se rattachait à une dénonciation plus vaste des dangers que pouvaient faire courir les élites. Médecins, hommes de loi, hommes d'Église, bureaucrates, éducateurs ou conseillers pouvaient ne pas se contenter de « donner des conseils » mais en venir à monopoliser le pouvoir de prescrire et de codifier. Ils définissaient le mauvais, mais aussi le bon.

Illich a clairement distingué la médecine comme profession « libérale » qui met ses connaissances et ses compétences au service de la souffrance humaine, et la médecine comme profession dominante qui « décide des besoins de santé des hommes et transforme la terre entière en service hospitalier ». Cette élite joue simultanément et parallèlement le rôle de juge, de juré et de bourreau ou, pour reprendre l'analogie d'Illich, de théologien, de prêtre, de missionnaire et d'inquisiteur. Outrepassant sa fonction de conseiller « libéral », la médecine, institution de contrôle social, unit ses forces à celles des autres professions dominantes et s'attaque aux « pro-

* En anglais TICS, The Intellectual Celebrity Syndrom *(NDT)*.

blèmes » de l'homme de façon multidisciplinaire. Chaque partie du corps ou de l'esprit humain est explorée, examinée par une personne compétente – psychologue, psychiatre, conseiller conjugal, sexothérapeute, « dépisteur » ou travailleur social. Des notes d'honoraires arrivent séparément du médecin, du physiothérapeute, du proctologue ou du pharmacien. Le patient est pris en main par « une équipe de fournisseurs de santé » inconnus. Différents visages apparaissent et disparaissent chaque jour avec les tours de garde à l'hôpital. Il n'y a souvent que l'infirmière ou le personnel de nettoyage pour instaurer avec l'occupant du lit d'hôpital quelque chose qui ressemble à une relation personnelle.

L'accroissement ininterrompu des « besoins de santé », définis par une profession qui exige le contrôle et le dépistage réguliers de toute personne en bonne santé en vue de la soigner « à tout prix » ou « au cas où », allonge les queues devant les guichets, augmente les coûts et, finalement, paralyse l'ensemble du système. Il existe un stade au-delà duquel une profession libérale devient une profession invalidante, un stade au-delà duquel l'équilibre entre autonomie personnelle et paternalisme médical est rompu. Alors la société se met à dériver vers un « État-nounou » puis vers un techno-fascisme, avec « survie obligatoire dans un enfer planifié ».

La profession médicale a de nouveau été attaquée en 1980, dans le cadre des conférences Reith sur la BBC. Il s'agissait cette fois du juriste britannique Ian Kennedy * [11]. La profession médicale fut évidemment furieuse. Quoi ! Un nouvel outsider osant critiquer de nobles efforts ! On usa du *Tu quoque*. Les hommes de loi n'étaient-ils pas plus coupables encore que les médecins ? On releva plus simplement que Kennedy faisait de l'Illich. Le psychiatre Anthony Clare, s'efforçant de désamorcer

* Son intervention a été publiée ultérieurement sous le titre *The unmasking of medecine.*

la violente attaque de Kennedy contre l'institution psychiatrique, déclara : « Mais au fond, ce que dit Kennedy, les docteurs le disent depuis des années [12]. » Bref, on refaisait de l'anti-Illich. En réponse, Kennedy s'étonna que l'on déploie tant d'énergie et de violence à faire la critique de thèses sans originalité, indéfendables ou simplement fausses [13].

Si sa critique de la médecine était fine et pénétrante, Kennedy n'avait pas évité le piège tout britannique qui pousse toujours à vouloir faire quelque proposition constructive. Son projet pour la santé de la nation présentait toutes les faiblesses des boniments de Promotion-Santé. Victime de la propagande activiste selon laquelle la plupart des maladies du monde civilisé sont dues au tabac, à l'alcool ou à une mauvaise alimentation, persuadé que les gens sont déraisonnables, récalcitrants ou incapables de se corriger de leur propre mouvement, il en déduisait qu'il fallait « former des équipes qui assureraient la promotion de la santé pour le compte des individus », autrement dit, des nounous sachant faire le bonheur des hommes. Soucieux de « santé pour tous », convaincu du nécessaire « apprentissage de la vie saine », Kennedy soutenait que la pauvreté était la principale cause de mauvaise santé. Que ceci soit vrai ou non, la raison pour laquelle la pauvreté n'est pas acceptable ne vient pas de ce que la vie du pauvre est plus courte mais de ce que la pauvreté est avilissante, cruelle et injuste. Chacun devrait avoir droit à des conditions de vie décentes, non parce qu'il vivrait ainsi plus longtemps – effet secondaire d'ailleurs bienvenu – mais parce que dans une société humaine, le principe d'équité et de justice est fondamental. Kennedy n'a pas vu que c'était la réduction du pouvoir des professionnels, notamment des juristes, qui était nécessaire, non le transfert partiel du pouvoir des médecins aux hommes de loi.

Moins d'un an après la publication de *Némésis médi-*

cale, Thomas McKeown * publiait une analyse sur la contribution de la médecine à l'amélioration de la santé en Grande-Bretagne au cours des deux derniers siècles [14]. Bien que très critique face aux prétentions d'un corps médical estimant avoir grandement participé à l'amélioration de la santé des populations, son livre fut relativement bien reçu par la profession. McKeown y démontrait que le déclin de la mortalité liée aux principales maladies infectieuses – tuberculose, scarlatine, coqueluche, etc. – ne pouvait être attribué aux interventions médicales puisqu'il avait commencé bien avant qu'on ne découvre la cause de ces maladies et leur traitement. McKeown en concluait que la médecine avait été moins décisive que l'évolution de la société et la modification des conditions de vie – nutrition, hygiène, logement, familles moins nombreuses, propreté des eaux. Là où McKeown se trompe, c'est lorsqu'il étend à la politique de santé du XXe siècle finissant les justes conclusions qu'il tire de l'analyse des statistiques de mortalité du XIXe siècle et affirme que les médecins devraient se soucier d'environnement. Si les facteurs environnementaux et sociaux demeurent déterminants dans la mortalité des plus défavorisés, notamment dans le Tiers-Monde, leur importance est mineure pour les populations favorisées d'Occident.

Il n'est cependant pas inutile de répéter l'essentiel du message de McKeown, repris par le cardiologue David Spodick dans un éditorial de l'*American Heart Journal* paru en 1971 : « Les médecins guérissent rarement ou jamais. Nous savons modifier la physiologie, arrêter l'inflammation, prélever des tissus mais, à l'exception de certaines infections et de certaines carences, il existe rarement ou jamais de traitement permettant une *restitutio ad integrum* [15]. » Le rôle de la médecine n'est pas de vaincre la maladie et la mort mais d'alléger la souffrance,

* Professeur de médecine sociale à Birmingham (Angleterre).

de limiter le mal, d'adoucir le douloureux voyage de l'homme à sa tombe. La médecine n'est pas mandatée pour se mêler de la vie de ceux qui n'ont pas besoin d'elle.

Philip Rhodes, celui-là même qui avait « expédié » Illich, devait par la suite faire part du sentiment de désarroi de ses confrères. Dans *The Value of Medicine* [16], acceptant la dévaluation du statut de la profession comme un fait acquis, Rhodes demandait que la médecine s'intéresse de nouveau à ses patients et fasse preuve de bonté et de pitié. Selon lui, la nouvelle mode de la médecine « environnementale » était « un arc-en-ciel passager, un feu follet ». Écrivant comme le ferait un disciple illichien, il ajoutait : « Cette médecine-là ne rendra pas les gens en meilleure santé ; elle déplacera simplement le lieu de l'action. Rien ne peut écarter de l'individu et de l'espèce la souffrance, la maladie et la mort. Il est peut-être temps de le reconnaître. »

Il y a longtemps que les sociologues de la santé observent la profession médicale. Leurs commentaires sont si peu flatteurs qu'aucun n'apparaît au programme des études de médecine. Deux d'entre eux, Renée Fox et Judith Swazey [17], ont analysé ce monde dans lequel les gens sont « reconstruits » à partir de greffes prises sur des cadavres encore chauds ou sur des porcs et des babouins génétiquement programmés, alors même que des millions d'Américains n'ont pas accès aux soins élémentaires qu'exige la décence. Incapables d'accepter les contraintes de l'âge, la précarité de la vie et la mort de l'homme, œuvrant avec la mort pour ennemie, la médecine et la société déploient un zèle excessif afin d'écarter l'éthique et la morale au profit d'une perpétuation infinie de la vie.

III – L'AVANT-ILLICH

On estimait peu les médecins dans les temps anciens. L'Ancien Testament les mentionne à deux reprises. Ce sont des serviteurs préposés aux embaumements (Genèse 50,2), des « forgeurs de mensonges », « sans aucune valeur » (Job 13,4). Le Nouveau Testament y fait une rapide allusion : une femme, y lit-on, « avait beaucoup souffert du fait de nombreux médecins et avait dépensé tout son avoir sans aucun profit mais allait plutôt de mal en pis » (Marc 5,26). Ce point de vue n'était pas seulement celui des chrétiens. Au XIVe siècle, Henri de Mondeville, dans son ouvrage *Chirurgie*, notait : « Depuis la plus ancienne Antiquité, les gens ont considéré les chirurgiens comme des voleurs, des assassins et des filous de la pire espèce [18]. »

La maladie, la douleur et les souffrances étant inséparables de la condition humaine, il y eut toujours des hommes pour se soucier des malades, trouver des explications et inventer des traitements souvent pires que le mal. Les nobles aspirations de la médecine ont depuis toujours leur limite dans l'impuissance et l'ignorance humaines. Exception faite de quelques rares techniques chirurgicales dont l'utile mise au point remonte à fort loin, ce n'est, en médecine, que depuis le début de notre siècle que les bienfaits l'emportent sur les dangers. Maximilianus Urentius s'interrogeait : « Quelle est la différence entre le chirurgien et le médecin ? L'un tue avec ses drogues, l'autre avec son couteau. Les deux se distinguent du bourreau en cela qu'ils font lentement ce que ce dernier fait rapidement [19]. » Les compétences médicales laissaient Montaigne sceptique. Il les craignait car, d'après son expérience personnelle, la santé empirait après la venue du praticien. Les médecins ne vivaient d'ailleurs ni plus heureux ni plus longtemps que leurs patients « et, à dire vrai, de toute cette diversité et confusion d'ordonnances, quelle autre fin et effect après tout y a-t-il que de vuider le ventre ? Ce que mille simples domestiques peuvent faire [20] ». Quelle preuve avait-on d'ailleurs des vertus de la purge ? « Les violentes harpades de la drogue et du mal sont toujours à notre perte puis que la querelle se desmesle chez nous. » On n'est pas très loin des chimiothérapies anticancéreuses d'aujourd'hui ! Que la chance, la nature ou les placebos, comme on les appelle aujourd'hui, ramènent un patient à la santé, et les médecins se félicitent de leur succès, faisait remarquer Montaigne. Que la maladie s'aggrave, et ils accusent bien vite le patient ou vont jusqu'à suggérer que l'absence de traitement aurait été plus fatale encore. Le poète grec Nicoclès voyait dans les médecins une race heureuse : le soleil illuminait leur gloire, la terre masquait leur infortune.

La composition des remèdes (« le pied gauche d'une tortue, l'urine de lézard... les crottes de rats pulvérisées et autres singeries »), l'inintelligible jargon médical, la prétendue maîtrise des mystères, les doctrines contradictoires, l'invraisemblance des promesses, les raisonnements de devin, voilà qui constituaient pour Montaigne autant de nouveaux sujets de moquerie. Les médecins commettaient une erreur effroyable en ne se protégeant pas par le secret, en ne maintenant pas de front uni, « car il advient de cette faute que leur irrésolution, la faiblesse de leurs arguments, divinations et fondements, l'âpreté de leurs contestations, pleines de haine, de jalousie et de considérations particulières, venant à être découvertes à tout un chacun, il faut être merveilleusement aveugle si on ne se sent bien hasardé entre leurs mains ». Les classes éduquées se faisaient souvent une piètre opinion des médecins. Ainsi Joseph Addison écrivait-il en 1710 dans le *Spectator* qu'« une nation riche en docteurs s'appauvrit en personnes [21] ». Il divisait le corps médical en plusieurs classes « comme l'armée au temps de César : certains avancent sur des chariots, d'autres à pied... Autour de cet assemblement de troupes régulières, il y a les irréguliers qui causent un mal infini à ceux qui jouent de malchance et tombent entre leurs mains ». Robert Campbell écrivait en 1747 : « Acquérir l'Art du Médecin ne requiert que la connaissance de quelques livres, le maniement de quelques aphorismes et lieux communs, l'achat d'un diplôme latin dans quelque collège mercenaire, une belle installation, une figure grave, une épée et une longue perruque. Dès que le terme Docteur en médecine est accolé à son nom, le coquin Muscadin acquiert officiellement le droit de tuer tous ceux qui lui confient leur santé [22]. » Portons toutefois au crédit de la profession médicale d'avoir toujours su produire ses renégats et ses traîtres. En 1805, l'éditeur de l'*Edinburgh Medical and Surgical Journal* s'interrogeait sur l'existence même de certitudes médicales. Il s'inquiétait « du noyautage de la médecine par des hommes dont l'impudence et l'effronterie masquent l'ignorance [23] ». En 1825, l'éditeur du *Lancet,* Thomas Wakley, déclarait : « Que les patients soient contents de leur traitement, quel qu'il soit, cela prouve leur ignorance, rien d'autre. Nous ne nierons pas que certains patients des hôpitaux peuvent être correctement traités, mais nous affirmons que d'autres sont tués [24]. » En 1848, selon un autre médecin qui signait Homo Sum dans le *Dublin Medical Press,* la profession médicale se caractérisait par « sa massive obésité mentale, ses délateurs parasites, sa vanité béate, ses affirmations d'importance, son méprisable orgueil d'Irlandais, ses intérêts divergents, sa jalousie, son infatuation impénétrable, aveugle et suicidaire [25] ». Dans un petit ouvrage posthume publié en 1880 [26], John Jackson * notait que la plupart des médecins de son temps ignoraient certes l'usage de la cervelle prélevée dans le crâne d'un cadavre ou de

* Ancien vice-président de l'Association médicale américaine.

l'extrémité blanche de la crotte du paon, tenu par leurs prédécesseurs pour un infaillible remède, mais pratiquaient au fond le même art de la magie sous un nom différent. Jackson en concluait que l'homme est un animal infiniment crédule et que la tentation d'en abuser est la plus forte.

Les plaisanteries sur les errements de la médecine remplissent une fonction différente selon qu'elles sont le fait d'un profane ou d'un membre de la profession. Dans le premier cas, le but est de rabaisser les prétentions des médecins et de démystifier leur art. Dans le second, il s'agit de la manifestation d'un humour propre au milieu médical, d'une sorte de mécanisme de défense cynique permettant de supporter le stress lié à l'exercice de la pratique. Lorsqu'en 1889, le président de la British Medical Association lave en public le linge sale de la profession, il est réprimandé dans l'éditorial du *Provincial Medical Journal*[27]. Mais le même éditorial accepte de rendre compte d'une réunion privée tenue par la British Medical Association. Un participant y avait raconté une anecdote très prisée par l'auditoire. Lors d'une réception donnée chez un célèbre médecin, une femme questionne un invité « usant des privilèges reconnus aux charmes de son sexe » : « Je suppose que vous êtes un jeune médecin ? – Oui, répond-il. – Vous n'avez donc pas encore eu le temps de faire beaucoup de mal » (rires). Apprécier cette plaisanterie en privé permettait d'en gommer le caractère menaçant. Ce qui inquiétait en fait l'éditeur du *Provincial Medical Journal*, c'était que l'impertinence de cette femme ait pu naître de l'allocution largement commentée du président.

Seul le masochisme peut expliquer l'invitation par la Société médico-légale de George Bernard Shaw en 1908. Il y traita de la « critique socialiste de la profession médicale[28] ». Les médecins étaient comparés à des commerçants, à des boutiquiers financièrement intéressés aux maladies. Installé dans le « commerce de la guérison », le médecin devenait « le plus grand des imposteurs » dans la mesure où « sa honteuse dépendance à l'égard de son patient » l'obligeait à faire siens « les engouements du jour » et à pratiquer « tous les charlatanismes en vogue ». Shaw poursuivait sa critique en accusant son auditoire d'inventer des non-maladies, de truquer les statistiques et de s'arroger un pouvoir sur les libertés humaines. L'assistance hurla de plaisir. Les intervenants qui suivirent le félicitèrent pour son « brillant » discours et approuvèrent l'ensemble de ses réflexions. L'un des représentants les plus éminents de la profession, Sir Clifford Allbutt, conclut : « Je pense que nous serons d'accord pour dire que, lorsqu'il tire son épée, M. Bernard Shaw tranche dans le vif. Je crois que nous devons l'admettre : son propos recèle de grandes vérités, il les exprime avec beaucoup d'égards pour notre profession. » On peut comparer la politesse et l'amabilité de cette génération de médecins aux emportements hystériques de nos contemporains lorsqu'un profane tel qu'Illich ose poser une ou deux questions sur les voies empruntées par la médecine aujourd'hui. Shaw devait revenir sur sa vision de la médecine dans *Preface on Doctors* *. Sa philosophie de la santé y était résumée en quelques phrases :

– N'essaie pas de vivre éternellement. Tu n'y réussiras pas.

– Sers-toi de ta santé jusqu'à ce qu'elle s'use ; c'est pour cela qu'elle est faite.

– Dépense tout ce que tu as avant de mourir ; ne te survis pas.

– Arrange-toi pour être bien né et bien élevé.

Il faisait par là écho au conseil qu'exprimait Pindare (522-443 avant J.-C.) dans une ode pythienne : « Chère âme, ne recherche pas une vie immortelle ; épuise les ressources du possible. »

Ce qui différencie la médecine d'aujourd'hui de celle

* Publié en 1911 avec *Doctor's Dilemma*.

d'hier, c'est ce qui distingue une profession d'un commerce. La vocation de la tradition humaniste cède le pas à un complexe médico-industriel mû par des intérêts financiers et politiques. Cette transition s'est faite entre les années 1960 et 1970. Elle s'est faite si progressivement que seuls quelques observateurs avisés comme Illich l'ont remarquée.

IV – LE COMMERCE DE LA SANTÉ

Jusqu'au XIXe siècle, on utilisait le terme « consommer » au sens de « consumer », avec l'idée négative de « destruction », de « détritus ». La tuberculose était une « consomption », une maladie qui consume, qui détruit. Les économistes ont ensuite bâti une théorie bizarre, progressivement acceptée. Elle veut qu'une économie forte soit fondée sur l'augmentation ininterrompue de la consommation des biens – c'est-à-dire du gâchis. Dans les sociétés capitalistes, ce principe a été appliqué à la santé. La santé est devenue un produit de « marketing ». Enveloppé dans la rhétorique du vendeur, le produit est « livré » au « consommateur ». Dans le jargon du commerce médical, le médecin est un « livreur de santé » qui travaille en équipe. Il se distingue toutefois du laitier en ce qu'il fournit une promesse, non un bien tangible. Traditionnellement, le médecin était appelé par le malade en cas de besoin. C'est encore parfois le cas. Un médecin de garde peut être appelé d'urgence par un malade. Mais nous sommes en pleine évolution. C'est de plus en plus le médecin qui appelle, qui invite son client. Les gens en bonne santé sont conviés à des examens ou à des contrôles aux dates inscrites sur un dossier informatisé. Ne pas se présenter c'est refuser d'obéir et se comporter en insouciant irresponsable.

Afin de susciter l'intérêt, il est important de faire la publicité des nouveaux produits et de convaincre les consommateurs potentiels qu'ils ne peuvent s'en passer, même s'ils n'en ont pas encore conscience. Dans le cas de la santé, ce n'est pas difficile. Tout le monde en a besoin. Le discours du vendeur est directement emprunté aux manuels de vente des sociétés d'assurance-vie. « Cet examen sauve un million de vies chaque année. » « Imaginez la jeune mère qui a sottement oublié de se prêter à ce test permettant de dépister les cancers et laisse, pour cela, derrière elle de petits enfants qu'elle adore. » « Regardez les images de ces hommes qui agonisent dans la souffrance ; souhaitez-vous finir ainsi ? » La santé n'est pas un produit tangible. Sa vente en est plus facile Elle est sans prix ? Sa vente aussi. Une fois le besoin rendu universel, la production qui y répond s'en trouve justifiée. Les producteurs aiment entretenir la fiction d'un marché né de la demande. En fait, une situation de monopole alliée à une publicité intelligente permet de se prémunir contre les goûts imprévisibles du consommateur et d'assurer la stabilité des revenus.

La complexité croissante des services de santé a permis l'émergence d'un tiers s'interposant entre le médecin et le patient. C'est le gestionnaire de santé qui supervise l'achat, la commercialisation et la publicité des technologies et crée ainsi de nouveaux marchés. Comme un vrai parasite, il participe aux profits sans rien produire lui-même. Une collaboration étroite s'établit entre le producteur et le gestionnaire, avec ou sans la participation du gouvernement, suivant qu'il s'agit d'un État-providence ou d'un régime du « laissez-faire ». En 1986, 12 % des hôpitaux américains étaient contrôlés par quatre grandes sociétés qui géraient ce réseau à leur seul profit [29].

Marc Renaud observe que cette incessante quête de santé, par la consommation d'innombrables produits et de services, « rapporte plus à ceux qui l'exploitent qu'à la santé publique [30] ». Barsky, commentant l'engouement des Américains pour l'exercice physique, évalue à quelque trente ou quarante millions le nombre de joggers susceptibles d'acheter un serre-tête, une tenue en nylon, des sous-vêtements en propylène, un podomètre indiquant le nombre de kilomètres parcourus, un bracelet spécial permettant d'accrocher les clés de la maison, un chronomètre digital surveillant le rythme cardiaque ou un catadioptre pour le jogging nocturne. Les chaussures de jogging représentent, à elles seules, un marché de plusieurs milliards de dollars. L'industrie du sport dans son ensemble a un chiffre d'affaires d'environ douze milliards de dollars par an. De leur côté, les diététiciens facturent quarante dollars l'heure passée à établir un régime. Quelque dix milliards de dollars sont dépensés tous les ans pour maigrir – en pilules, livres, frais d'inscription à un club sportif, régimes spéciaux. Pour citer de nouveau Barsky, « de malsaines préoccupations peuvent générer de sains profits [31] ».

Selon McKnight, les « vrais besoins » derrière l'essor de l'industrie de la santé sont ceux de la profession elle-même : besoin de revenus, besoin d'expansion, besoin de clients, besoin d'être indispensable [32]. La même constatation vaut évidemment pour toute hiérarchie bureaucratique.

L'extension des « soins de santé » aux bien-portants est une affaire relativement simple. Se sentir bien n'est pas être en bonne santé. Vous risquez de passer toute votre vie sans comprendre à quel point vous êtes mal. Toujours bien-portant mais maintenant passablement effrayé, voilà que vous faites la queue à la porte du système et attendez que l'on vous fasse entrer – la santé, on vous l'a dit, et vous en êtes maintenant convaincu – est un droit inaliénable. Les producteurs de santé peuvent maintenant dire qu'ils font de leur mieux pour répondre à la demande, que le produit demandé est rare – la santé dans notre cas – et que cela va – c'est regrettable – entraîner une très légère augmentation du prix. Paradoxalement, la spirale ascendante des coûts de santé trouve une justification partielle dans les économies qui doivent résulter du maintien en bonne santé. Et voilà pourquoi l'industrie s'efforce de fournir tout le monde en bonne santé, même ceux qui n'en ont pas besoin.

V – LA MÉDECINE ANTICIPATIVE

Le passage abrupt d'une médecine traditionnelle qui soigne les malades à une nouvelle forme de médecine « anticipative » s'est produit au cours des deux dernières décennies. Les deux approches pourraient ne pas sembler antagonistes dans la mesure où médecine préventive et médecine curative ont toujours coexisté dans la pratique. Mais la médecine anticipative n'est pas la médecine préventive traditionnelle qui se limitait, pour l'essentiel, à quelques vaccinations et à la lutte contre les maladies infectieuses par la promotion de l'hygiène – propreté de l'eau, inspection des abattoirs, contrôle de la chaîne alimentaire, etc. La médecine anticipative, elle, ne s'intéresse pas aux agents identifiables des maladies. Elle se livre à des spéculations sur les risques probables de désordres « multifactoriels » à venir. À tous ses clients qui feraient régulièrement évaluer leurs facteurs de risque et apporteraient les modifications nécessaires en suivant l'ensemble complexe de règles qui définissent le « mode de vie sain », elle promet de prévenir la majorité, sinon la totalité, des maladies, ou d'en différer presque indéfiniment l'apparition. Le charme de la médecine anticipative vient de la promesse implicite, et parfois explicite, d'économies considérables en matière de santé publique et de l'accroissement sans précédent de l'espérance de vie. Passer de la médecine préventive à la médecine anticipative, c'est substituer à une approche empirique et pragmatique une approche théorique idéalisée.

Contrôles de santé réguliers et identification des « facteurs de risques », voilà qui rappelle la confession régulière des croyants dont l'absolution dépend de la pénitence. Cette dérive a été facilitée par l'ambiguïté du terme de prévention. Certes, la prévention est préférable à la maladie ; mais, utilisée dans son sens anticipatif, elle n'est à la vérité qu'une promesse de prévention.

Un médecin généraliste a fait part de son malaise aux lecteurs du *British Medical Journal* [33]. Pour lui, cette nouvelle médecine anticipative s'apparente à la bonne gestion d'une armée. Il n'y a plus d'individus mais un corps qui doit être prêt à remplir sa fonction militaire. Tous les soldats sont en bonne santé mais le médecin doit s'assurer que chaque paquetage contient les bons aliments et les médicaments prophylactiques prévus par le règlement. La santé de chacun est contrôlée régulièrement. Cette approche n'est pas celle du médecin traditionnel qui écoute son patient et s'efforce de déchiffrer ce que cache l'expression compliquée des peurs et la description des symptômes, qui écarte tout questionnaire anticipatif, qui n'est attentif qu'à l'état d'esprit et à l'humeur du malade.

La médecine anticipative est une médecine activiste, une « maintenance » de la santé, comme on parle de maintenance automobile. Pour Dale Tussing *, chacun devrait, comme il soumet sa voiture, se soumettre à des vérifications, à des contrôles de santé : examen physique tous les quinze mille kilomètres, vaccinations tous les quarante mille, dépistage du cancer de l'ovaire après cent mille kilomètres, etc. [34]. En bon économiste, Tussing croyait naïvement que l'on éviterait ainsi les maladies et que les dépenses de santé seraient considérablement réduites. Comme aimait le dire Richard Asher, le seul

* Économiste de santé américain.

point commun entre une voiture et un corps humain est qu'en cas de grave défaut de conception, vous pouvez les renvoyer au fabricant. Dotée d'un solide bon sens, à défaut d'être économiste de santé, Katharine Whitehorn notait : « Empêchez donc les gens de mourir des maladies dont ils meurent actuellement ; ils mourront plus tard d'autre chose et plus ce sera long, plus ce sera cher [35]. »

Pour percevoir ce que la notion de soins anticipatifs implique en pratique, il suffit de prendre connaissance des instructions officielles relatives aux soins préventifs à l'usage des femmes de vingt à soixante-dix ans, en bonne santé et à faible risque. Selon l'American College of Physicians, elles doivent se rendre chez leur médecin tous les ans et subir deux cent soixante-dix-huit examens, tests ou consultations. Comme vous l'aurez bien noté, ces recommandations valent pour les seules femmes en bonne santé ; les soins anticipatifs avant vingt ans et après soixante-dix ans ne sont pas inclus.

Alors que la « traditionnelle » santé publique se fondait sur les découvertes des sciences naturelles, de la technologie et de la mécanique, la « nouvelle santé publique » a peu à voir avec la science. Elle présente, au contraire, les traits caractéristiques de cette science malade qu'a décrite le prix Nobel Irwing Langmuir [36]. Elle ne juge pas les faits en eux-mêmes mais leur conformité à une conclusion préétablie. La plupart de ses arguments reposent sur l'interprétation de statistiques discutables.

La seule étude britannique randomisée qui ait porté sur l'effet du dépistage multiphasique en médecine générale fournit un exemple caractéristique de ce qu'il advient des vérités dérangeantes *. Elle n'avait montré aucun bénéfice pour le groupe dépisté. Les auteurs en avaient conclu : « Toute forme de dépistage, y compris le dépis-

* Étude conduite sous la direction du professeur Walter Holland, épidémiologiste anglais.

tage multiphasique, doit être jugée à ses effets bénéfiques démontrés. Puisque les résultats de cet essai n'ont pu mettre en évidence un quelconque effet bénéfique, que ce soit sur la mortalité ou la morbidité, nous considérons que le recours, en médecine générale, à des dépistages multiphasiques pour une population d'âge moyen ne peut plus, d'un point de vue scientifique, éthique ou économique, être défendu comme une mesure souhaitable de santé publique [37]. » C'était là un résumé honnête, franc et clair. Pourtant, les spécialistes ignorent cette étude. Elle n'est citée ni dans les manuels de dépistage, ni dans les publications gouvernementales, ni dans les articles d'épidémiologie. Au contraire, le gouvernement britannique continue d'encourager financièrement – par des crédits publics – les médecins généralistes, véritables agents de l'État, à promouvoir ces tests de dépistage.

En outre, le dépistage des maladies s'effectue généralement sans le moindre contrôle éthique, la majorité des médecins estimant qu'il s'agit d'une bonne chose et le public, encore confiant, n'ayant pas contesté cet article de foi. Les patients – ou leurs employeurs – dépensent, sans rechigner et sans poser de question, deux mille cinq cents francs pour être dépistés tous azimuts par une compagnie d'assurances. D'autres peuvent être encouragés à dépenser toutes leurs économies au Service national de santé qui lance des programmes privés de dépistage à coûts réduits. Cliniques et laboratoires privés, enfin, sont là pour récupérer les quelques hypocondriaques qui auraient échappé au système. Les patients qui se rendent chez un généraliste seront dépistés, le médecin recevant un bonus spécial s'il remplit son quota. Quant aux politiciens abusés, ils aiment passer pour des bienfaiteurs de l'humanité et sont convaincus que les économies réalisées grâce au dépistage viendront grossir le budget insuffisant des ministères de la Fonction publique, de l'Armée ou de la Police.

Peu importe ce que l'on dépiste : cancer, cholestérol,

sida ou alcoolisme. La prévention n'est-elle pas préférable à la guérison ? Mettre en doute le bien-fondé d'un dépistage destiné à renforcer la bonne santé des bien-portants paraît pervers ou, à tout le moins, déplacé. Le dépistage est un commerce lucratif à la mode ? C'est accessoire. Pour une fois qu'une bonne action est récompensée ici-bas...

Alors, où est la faille ? Un problème simple a toujours une solution simple et... fausse. Puisque nous sommes la proie d'innombrables maladies, mieux vaut dépister large. Pourquoi ne dépister que les femmes ? Pourquoi se limiter aux seules maladies rares ? Pourquoi ne pas dépister l'hypertension, le diabète, le glaucome, la toxoplasmose, les facteurs de risques des maladies cardio-vasculaires, le cancer de l'ovaire, le cancer du poumon, du sein, de l'estomac, de la prostate, les mélanomes, le cancer des testicules... ? D'ailleurs, plus on dépiste, plus les chances sont grandes de trouver quelque chose qui ne va pas. On ne dépiste pas une fois pour toute. C'est un processus à répétition. Rien jusqu'ici ? Sois bonne fille et continue de surveiller ta poitrine. Cela maintient l'esprit superbement concentré sur des questions de vie ou de mort. Dans les ordres monastiques, on appelait cela *memento mori*.

Selon le comité d'experts du Conseil de l'Europe, un dépistage préventif exécuté sans indication clinique « a pour objet – implicite ou explicite – de garantir une contribution positive directe à la santé de la population concernée ». Notez le mot « garantir ». Avons-nous une telle garantie ? Et quelle est la « contribution positive directe » pour l'individu dépisté ?

D'ailleurs une personne invitée à se faire dépister n'a-t-elle pas le droit d'être avertie de la possibilité d'effets nocifs attachés à l'examen dont on attend un effet positif ? Mais si un médecin reconnaissait franchement, par exemple, que, selon la dernière étude suédoise, une seule femme sur les soixante-cinq mille bénéficiant chaque année d'une mammographie en tire profit, que pourrait-il répondre au « Vous plaisantez, docteur ? » de sa patiente stupéfaite ?

La probabilité de résultats donnés à tort comme positifs – les « faux positifs » – est fonction du nombre de tests. Après tout, nous ne sommes normaux que parce que nous n'avons pas subi suffisamment de tests. L'anxiété provoquée par les tests complémentaires – qui ne sont pas nécessairement sans danger – et, à l'occasion, les interventions inutiles dues aux « faux positifs » chez nombre de personnes en bonne santé pourraient bien peser plus lourd que les bénéfices éventuels des quelques chanceux. Qu'un médecin n'informe pas un patient sain des risques toujours possibles, et il court le risque d'être traîné en justice. Qu'il admette que certains tests de dépistage ne sont pas fiables, que le traitement des maladies dépistées ne réussit pas toujours, que lui-même ne s'est pas fait dépister, et le candidat potentiel au dépistage risque d'être découragé. Qu'une doctoresse avoue que son mari ignore son taux de cholestérol, qu'elle-même ne fait pas analyser, chaque semestre, les selles des membres de sa famille à la recherche d'éventuelles traces de sang, et son client pourrait être terriblement démotivé.

Entre un patient qui frappe à votre porte en criant « À l'aide ! » et le passant que vous accostez dans la rue pour l'inviter à subir le dernier test qui le protégera contre une terrible maladie, l'asymétrie du point de vue éthique est nette. Dans le premier cas, vous vous comportez en médecin ordinaire : vous pouvez ne pas parvenir à voir de quoi souffre le patient, vous pouvez ne pas avoir de remède ; mais le pauvre type va mal et n'a nulle part où aller – sauf peut-être chez l'acupuncteur au coin de la rue. Vous le réconfortez, vous lui donnez espoir, vous le rassurez ; vous le soignez – souvent avec son consentement éclairé – et vous espérez que tout ira pour le mieux. Les clients, dans l'ensemble, s'en trouvent bien. De votre côté, vous n'avez rien promis. Mais dans le second cas, vous cherchez la difficulté. Vous allez au-devant des clients sans résultat garanti et les choses peuvent mal tourner. Le client qui était en bonne santé avant de vous connaître peut demander aux tribunaux d'être remboursé. C'est une situation piège. Négligez un frottis légèrement anormal : la femme développe un cancer et c'est par son avocat que vous en aurez des nouvelles. Envoyez 10 % de votre clientèle faire des colposcopies ou d'autres examens pénibles, vos patients vont penser que vous utilisez votre spéculum d'une façon par trop spéculative ; ils ne reviendront pas la fois suivante. L'argument selon lequel ils étaient demandeurs ne vaudra plus. Ils auront été réduits par de fausses promesses.

VI – L'OBSESSION MALSAINE DE LA SANTÉ

> *Il y a des gens qui se privent entièrement de tout ce qui peut être mangé, bu ou fumé dont la qualité aurait été mise en cause de quelque manière que ce soit. C'est le prix qu'ils paient pour la santé. Et la santé est tout ce qu'ils en obtiennent. Comme c'est étrange. C'est comme dépenser toute sa fortune pour une vache tarie.*
>
> Mark Twain

Les messies de la santé n'ont jamais manqué, même du temps de Mark Twain. Mais l'homme de la rue les considérait comme des touche-à-tout loufoques et les ridiculisait volontiers. Sylvester Graham, Bostonien bien connu pour l'excentricité de ses diètes, vantait les mérites de l'abstinence, du son de blé et de la chasteté. On disait de ses disciples à l'allure décharnée et maladive qu'ils formaient la « Société pathologique du son et de la sciure ». Aujourd'hui, on ne prêche plus sur des tréteaux ; le message est transmis par les canaux gouvernementaux officiels. Lewis Thomas, ce fin diagnostiqueur des divagations en matière de santé, avait remarqué cette évolution il y a quelque vingt ans. Dans le *New England Journal of Medicine* [38], il évoquait la nouvelle préoccupation des Américains pour la santé et les produits sains ; il y voyait une obsession malsaine transformant la nation en une population d'hypocondriaques bien-portants, convaincus qu'en l'absence d'une surveillance médicale constante, le corps humain se disloque et se désintègre. Dans le même journal, le docteur Leon White demandait aux médecins d'aider à la prise de conscience du public : « Le style de vie est devenu le premier facteur de risque de maladie dans ce pays [39]. » La vie était une maladie dangereuse, presque toujours fatale. L'apparition d'une nouvelle spécialisation médicale, l'orthobiostyle, destinée à promouvoir les styles de vie « corrects », n'était qu'une question de temps.

Comme Barsky le montre dans son livre *Worried Sick* *, seule une moitié des Américains est satisfaite de sa santé et le pourcentage décroît [40]. Le régime est devenu une obsession majeure. On encourage les Américains à manger « sain » pour retarder les effets de l'âge, renforcer le système immunitaire et accroître la puissance sexuelle et la créativité. Quatre-vingt-seize pour cent des Américains souhaitent changer quelque chose à leur corps. Cette obsession frappe surtout les classes moyennes et moyennes supérieures. Mais à la Maison-Blanche, elle est aussi la norme. Il est important pour l'image du Président américain qu'il fasse du jogging et que sa femme traque les cendriers. Les hommes politiques des autres pays se sont joints à la croisade. Le ministre anglais de la Santé, Virginia Bottomley, a supprimé les biscuits des pauses café et les a remplacés par des fruits ; elle s'est, en outre, engagée publiquement à s'abstenir d'alcool deux jours par semaine.

* Malade d'inquiétude.

Dans *The Independant,* Keith Botsford décrit ainsi la vie américaine : « Aucun doute, les Américains sont en permanence inquiets pour leur immortalité. Ils semblent y voir un droit constitutionnel. Ils ont la phobie de la fumée de cigarette – active, passive ou aoriste *(sic)* – de la maladie, des drogues, des armes à feu et, bien entendu, des substances cancérigènes [41]. » Cette situation n'est pas le fruit de quelquc conspiration mondiale. Il s'agit davantage de l'action réciproque qu'exercent l'une sur l'autre les masses saisies de terreur à l'idée de mourir et les promoteurs de santé avides d'argent et de pouvoir. Hébétés par les niaiseries aseptisées que débite la télévision, par l'insipide régime de sous-culture expurgée, les esprits simples sont particulièrement victimes de la bonne parole.

Selon la sociologue américaine Renée Fox, l'insistance de la profession médicale sur les soins accrus de santé est simplement l'une des variables de l'équation. L'autre donnée est fournie par le besoin humain de disposer de sa santé comme d'« un code de référence permettant d'atteindre un état idéal, d'un point de vue individuel, social et cosmique [42] ». Dans le passé, médecine et rites magico-religieux étaient fondus dans un même système d'explication qui rendait compte de la santé, de la maladie, de la force, de la fécondité, de l'invulnérabilité, toutes investies d'une origine surnaturelle. Dans nos sociétés modernes, la médecine est largement disjointe de la religion, mais la santé conserve une symbolique religieuse, disons pseudo-religieuse, métaphysique et mystique. C'est ainsi que Rick Carlson pouvait écrire [43] : « Nous n'avons pas compris ce qu'est la santé... Dans les prochaines décennies, notre compréhension s'approfondira. La quête de la santé et du bien-être sera alors possible pour peu que nous sachions rendre l'environnement sûr et transformer l'ordre social. Ainsi favoriserons-nous la santé sans tuer la joie de vivre. Dans le cas contraire, nous resterons des malades assistés. La fin de la médecine n'est pas la fin, mais le début de la santé. » Fox fait de Carlson un exemple d'opposition à la médicalisation de la vie. Toutefois Illich avait déjà remarqué que l'idée d'« auto-assistance » avait été récupérée par un groupe de professionnels de santé. Il avait recensé pour les seuls États-Unis deux mille sept cents ouvrages qui, publiés entre 1965 et 1975, vous apprenaient « comment être votre propre patient ». Malheureusement, lorsqu'ils passent de la médecine officielle à la médecine alternative, les esclaves ne font qu'orner de fleurs leurs chaînes.

Quand un siècle et une culture sont à l'agonie, faire la guerre à la mort devient une préoccupation essentielle. Dans *The culture of narcissism*, Christopher Lasch a analysé ce paradoxe des sociétés occidentales, notamment aux États-Unis. Avec le déclin de l'espérance, avec la perte de la foi en l'avenir, grandit l'espoir de rester « en bonne santé » par l'observation de certains rites. Selon Lasch, le narcissisme est la réponse au paradoxe [44]. L'homme qui perd le sentiment d'une continuité historique avec le passé, qui n'a plus l'espoir de voir ses enfants reprendre le combat de ses aïeux pour une existence digne, limite son horizon à sa propre existence individuelle. La mort devient une injustice, la confiscation du seul bien détenu, la vie ; il faut la combattre, l'éviter, la déjouer. « Pathologique dans ses origines et ses motivations psychologiques, superstitieux dans la confiance qu'il accorde au pouvoir médical, le mouvement de " prolongévité ", écrit Lasch, exprime de façon caractéristique l'anxiété d'une culture qui se juge sans avenir [45]. » John Stuart Mill estimait déjà que « de façon naturelle et générale, ce ne sont pas les gens heureux qui sont les plus anxieux, qu'il s'agisse de la prolongation de leur vie terrestre ou de leur vie dans l'au-delà ; ce sont ceux qui n'ont jamais été heureux [46] ». Le culte narcissique de la jeunesse, de la santé et de la beauté vanté par les promoteurs de santé accroît la culpabilité et l'anxiété d'une population qui vieillit et qui donnerait tout pour qu'un miroir magique la rassure sur sa beauté et son importance.

La poursuite du Graal de la Santé vient de ce que l'on assimile à tort santé et bonheur. On encourage l'adepte du *New Age* à manger moins gras, à faire des selles volumineuses, à acheter un vélo d'appartement. Finis le chagrin amoureux, la souffrance, le désespoir ; finis le sacrifice et les pleurs. Face à la montée de la violence gratuite, du terrorisme et du crime, les gardiens de la société parlent de s'attaquer aux causes de désordre social. Les promoteurs de santé prétendent pareillement qu'« il ne sert à rien d'éponger l'eau sans fermer le robinet » ; « au lieu de sortir de la rivière tous ces gens qui se noient, nous ferions mieux de rechercher qui les y jette ». Il n'y a rien à redire à ces métaphores sinon qu'on ne voit pas de quelle rivière, de quelle personne et de quel sauveteur il s'agit. Sauver des vies humaines est un acte noble. Le fameux saint-bernard Barry, désormais empaillé et exhibé au Muséum d'histoire naturelle de Berne, a sauvé quarante-deux vies humaines, plus qu'aucun promoteur de santé à ma connaissance.

« Il détruit sa santé, celui qui peine pour la préserver », écrivait Virgile. Mais les promoteurs de santé ne lisent pas Virgile. Interrogez-les sur le *De rerum natura* de Lucrèce, le *Gargantua* de Rabelais, les *Essais* de Montaigne, le *Don Quichotte* de Cervantès, la poésie de Verlaine, la révolte de Lautréamont ou la compassion de Beckett. Ces noms ne figurent pas sur leur liste. Au mieux, ils vous jetteront un regard vide ; au pire, ils voudront mesurer votre cholestérol.

VII – LA SANTÉ POSITIVE ET SA PROMOTION

En 1926, Wendell Phillips * déclarait : « Les médecins doivent donner une nouvelle signification au terme de patient car, dans le nouvel ordre des choses, malades et bien-portants figureront pareillement sur les listes de leurs médecins. » N'être qu'en bonne santé ne suffit pas. Phillips ajoutait : « Trop de nos concitoyens traversent la vie en s'accommodant d'une santé tout juste bonne. Tandis qu'ils accomplissent leurs tâches quotidiennes, ces hommes tout juste en forme ne connaîtront jamais l'exultation et le bonheur de la parfaite santé. Le rôle du médecin de demain est de donner et d'assurer une santé exubérante. Celle-ci est un droit absolu pour tous. Plus de bonne santé débordante, c'est plus de bonheur, de confort, d'utilité et de valeur économique pour l'individu. Nous ne connaîtrons pas de superman sans super-santé [47]. » Bien qu'écrit il y a près de soixante-dix ans, ce passage instructif a une résonance étonnamment moderne. Il contient tous les ingrédients de la rhétorique actuelle de promotion-santé. La santé doit être plus que l'absence de maladie ; elle doit être une santé exubérante, une super-santé. La santé c'est le bonheur, et le bonheur c'est la santé. Tous les individus sains doivent être contrôlés en permanence. Ce texte n'omet ni la « valeur économique de l'individu » ni l'absurde « droit absolu » de chacun à la super-santé. L'idée de superman est bien américaine. Mais le rôle de la médecine est-il de transformer les gens en robots économiquement utiles et heureux ?

L'idée de super-santé prônée par Phillips a été reprise dans les statuts de l'Organisation mondiale de la santé en

* Président de l'American Medical Association.

1946. La santé y est définie « non seulement comme absence de maladie ou d'infirmité », mais « comme un état de bien-être physique, mental et social ». Sensation que le commun des mortels peut connaître brièvement pendant l'orgasme ou sous l'influence de drogues.

En 1975, le docteur Halfdan Mahler, directeur général de l'OMS, choisit le thème de « La santé pour tous d'ici l'an 2000 ! » – le point d'exclamation est de lui – pour s'adresser aux comités régionaux de l'Organisation. Il fallait être réaliste : une génération était nécessaire avant que toute la population du globe n'atteigne un niveau de santé acceptable, réparti *de façon égale à travers le monde* – les italiques sont de nous. À la fin de son discours, Mahler affirmait n'avoir pas le moindre doute : « Je suis persuadé qu'il nous sera possible d'atteindre ce but avant l'an 2000 [48]. » L'assemblée de l'OMS en 1977 devait faire du thème accrocheur de « La santé pour tous d'ici l'an 2000 » l'objectif à atteindre.

Qu'il y ait un seul malade ou, Dieu nous en préserve, un seul mourant, un seul oublié de l'euphorie positive définie par l'OMS, et le but était manqué. Les vieilles gens glissant dans la sénilité et la démence, les vieilles filles acariâtres, les amoureux délaissés, les parieurs ruinés, les épouses de pêcheurs noyés, les victimes d'agression, les aliénés, dépareraient également le tableau. Même les chrétiens avec leur optimisme sans bornes sont plus réalistes lorsqu'ils repoussent à la vie dans l'au-delà la promesse d'un bonheur total.

En 1978, au Palace Lenine à Alma-Ata, les représentants de cent trente-quatre pays réunis par l'OMS adoptèrent à l'unanimité la « déclaration d'Alma-Ata » qui reprenait la définition de l'OMS et faisait de la santé « un droit fondamental de l'être humain ». Les délégués applaudirent le message de leur hôte Leonid Brejnev pour qui « les préoccupations de santé nationale figurent constamment en première ligne des activités du parti communiste et de l'État soviétique [49] ». Les délégués de l'Haïti de Bébé Doc, de l'Ouganda d'Idi Amin, de la République Centrafricaine de Bokassa, sans mentionner les autres représentants d'une vingtaine de régimes meurtriers, d'États totalitaires et de dictatures militaires, firent de la santé pour tous en l'an 2000 un objectif réaliste.

En 1981, la XXXIVe assemblée de la Santé mondiale adopta une « stratégie globale de santé pour tous d'ici l'an 2000 ». En 1983, la Journée mondiale de la santé (le 7 avril) prit pour thème « La santé pour tous d'ici l'an 2000 : le compte à rebours commence ». Le slogan est plutôt surprenant si l'on songe que le compte à rebours avait déjà commencé à Alma-Ata cinq ans plus tôt. En 1986, Halfdan Mahler était encore optimiste. Dans son allocution de bienvenue à une princesse thaï, il félicitait son pays de « montrer au monde que la santé pour tous d'ici l'an 2000 n'est pas une utopie ».

En Irlande, en 1987, un grand promoteur de santé, par ailleurs professeur de cardiologie préventive, prédisait qu'« en l'an 2000, les principales causes de mortalité – maladies coronariennes, maladies respiratoires, attaques cérébrales, différents cancers – auraient été éliminées [50] ». Il considérait les actions de prévention comme « la petite contribution à un grand mouvement destiné à faire de cette terre un monde parfait pour tous ses habitants. Seul un mouvement de la sorte nous permettrait d'" atteindre au divin " [51] ». En 1988, selon un communiqué de presse de l'OMS, le docteur Mahler reçut, comme présent symbolique célébrant le quarantième anniversaire de son organisation, le poème suivant : *Mankind's true / Health must come / With the new / Millenium. Heed the call / For common wealth / Health for all / All for health* *. Que cet effort peu conventionnel de versification ait justifié l'envoi d'un communiqué de presse officiel tra-

* Que la vraie santé de l'humanité soit au rendez-vous du nouveau millénaire. Répondez à l'appel d'une richesse partagée. La santé pour tous. Tous pour la santé.

hit l'atmosphère raréfiée dans laquelle baigne le quartier général de l'OMS.

Nous n'entendons plus beaucoup parler de compte à rebours. Au cours des années quatre-vingt, les dépenses de santé par personne ont diminué dans près de la moitié des pays d'Afrique, dans les deux tiers des pays d'Amérique latine et dans un tiers des pays d'Asie [52]. En 1992, un milliard deux cents millions de personnes n'avaient pas d'eau potable, un enfant sur trois était mal nourri et trois millions d'enfants mouraient chaque année de maladies que des vaccinations auraient pu prévenir [53].

En 1992, la réélection du docteur Iroshi Nakajima comme directeur général de l'OMS n'a pas servi la réputation de l'organisation [54]. L'OMS emploie mille quatre cents personnes qui touchent un salaire moyen d'environ cent cinquante mille dollars, non imposé. Pour dix dollars de recettes, deux vont aux programmes de santé, huit aux dépenses administratives. Les bureaux de Genève de l'OMS publient un peu plus de cent millions de pages de rapports par an [55] !

André Wynen *, lors d'une réunion tenue à Vienne en 1986, a dit des fantaisies de l'OMS qu'elles constituaient un phénomène que « les médecins formés à plus d'exactitude ne peuvent ni comprendre ni accepter [56] ». Il rejetait la définition de la santé donnée par l'OMS qui était trop vague, simplificatrice et oblitérait la signification de la maladie. Comme il le rappelait également, la médecine préventive ne peut se substituer à la médecine curative. C'est un luxe pour les gens en bonne santé et une dépense supplémentaire pour les services de santé. Pouvoir maintenir en vie les malades chroniques, les handicapés et les infirmes ou permettre à davantage de personnes de vivre plus longtemps crée inévitablement une augmentation de la demande en lits d'hôpitaux et en services médicaux, indispensables au traitement des maladies dégénératives

* Secrétaire général de l'Association médicale mondiale.

des appareils oculaire et auditif, des systèmes cardio-vasculaires, respiratoires, musculo-osseux, urinaires et, par-dessus tout, cérébral.

La première conférence de l'OMS sur la promotion de la santé s'est tenue à Ottawa, au Canada, en 1986. Elle a établi la Charte pour la promotion de la santé. Ses signataires incluaient la Roumanie de Ceaucescu et les autres dictatures communistes. Les pays d'Asie et d'Afrique, à l'exception du Ghana et du Soudan, étaient absents. Dans le même temps, si l'on en croit le rapport annuel d'Amnesty International pour 1993, cent dix gouvernements avaient recours à la torture dans les prisons et les commissariats de police. Bien entendu, dans leurs déclarations sur la santé, les documents de l'OMS ne mentionnent jamais le problème. Ce sont, de fait, les mêmes gouvernements qui sponsorisent la torture et les déclarations de l'OMS.

Les signataires de la Charte d'Ottawa se sont engagés à : « Reconnaître que les individus constituent la principale ressource sanitaire ; à les soutenir, à leur donner les moyens de demeurer en bonne santé, eux, leur famille et leurs amis » ; ils se sont également engagés à « accepter l'Organisation comme le principal porte-parole en matière de santé, de conditions de vie et de bien-être ». Ils ont également exprimé l'espoir de voir en l'an 2000 l'objectif de l'OMS de « La santé pour tous » réalisé [57].

Les Britanniques sont traditionnellement un peuple réservé, formé à affronter sans broncher l'adversité et à faire face au tumulte le menton droit, sans rechigner. Aussi tiennent-ils pour excentriques les idées d'un visionnaire comme Alek Bourne. Dans son livre *Health for the future* [58], Bourne soutient que la santé est quelque chose de plus que l'absence de maladie. « Nous devons aller au-delà de la médecine préventive... vers une forme de médecine et d'hygiène destinée à créer une santé positive [...]. La délinquance morale, la dérive émotionnelle et l'engourdissement spirituel entravent la pleine expression de la nature humaine et son développement. Notre but devrait être, par des efforts coordonnés, de créer l'Homme Total d'un ordre supérieur. Il ne s'agit pas d'idéalisme ridicule mais d'un but vers lequel l'homme responsable de ses semblables doit tendre. C'est anoblir notre destinée. L'homme a été fait pour préserver l'image divine avec laquelle il est né. »

C'est seulement lorsque la santé publique en Grande-Bretagne est tombée sous la coupe de l'idéologie américaine dominante que la rhétorique de la promotion-santé est devenue identique dans les deux pays. Cette idéologie postule que la société a besoin d'une médecine anticipative tant pour l'individu que pour la nation. On parle ainsi de la nécessaire modification du « cholestérol national », du « régime national » ou de « la consommation nationale d'alcool ». De leur côté, les individus ont besoin de conseils personnels sur leur style de vie et de dépistages médicaux réguliers. Bien que la religion chrétienne soit la religion officielle, les deux pays ont choisi de rester sourds à la parole de Jésus : « Ce ne sont pas les gens bien-portants qui ont besoin de médecin » (Matthieu 9,12). L'agnostique Montaigne disait de même mais avec plus de vigueur : « Les médecins ne se contentent point d'avoir la maladie en gouvernement. Ils rendent la santé malade pour garder qu'on ne puisse en aucune saison échapper leur autorité [59]. » En 1984, William Carlyon * reprochait aux promoteurs de santé d'entretenir les plaisantes lubies de bonheur humain et de médicaliser les rêves utopiques de l'humanité [60]. Compte tenu de ses responsabilités, on ne serait pas surpris de le voir mis à la retraite ou remercié. Ce qui inquiétait Carlyon, c'était l'extension d'une médecine préventive – légitime dans des domaines comme la vaccination, la pasteurisation ou le traitement des eaux usées – aux domaines social, philo-

* Directeur du Service d'éducation à la santé de l'American Medical Association.

sophique et spirituel. L'élargissement était justifié par le recours douteux à la définition attrape-tout du bien-être défendue par l'OMS. Cette définition du « bien-être » donne carte blanche aux promoteurs de santé pour se mêler de la vie publique ou privée dans les domaines de leur choix. Tous les aspects de la vie quotidienne – habitudes, attitudes, sexualité, croyances – deviennent des domaines légitimes d'intervention. Comme l'avait remarqué I. K. Zola [61], si les solutions avancées ont en apparence un caractère objectif, scientifique et technique, si toute la démarche est couverte d'un masque altruiste, l'objectif véritable est la conquête d'un plus grand pouvoir. Pour Carlyon, les rituels ascétiques, la recherche zélée de nouveaux convertis, la jubilation face à toute nouvelle interdiction, pénalité, taxe, restriction des plaisirs simples, et l'attitude cruelle de ces puritains « dont l'intolérance vertueuse confine au fascisme de santé » augurent mal de l'avenir.

L'*American Journal of Health Promotion* a examiné les différentes définitions de la promotion-santé. La version « élargie » était la suivante : « La promotion-santé est la science et l'art d'aider les gens à modifier leur style de vie pour qu'ils approchent d'un état de santé optimal. La santé optimale est l'équilibre des santés physique, émotionnelle, sociale, spirituelle et intellectuelle [62]. » Le responsable des actions de promotion-santé était décrit dans le *Health Education Journal* comme « un nouveau spécialiste s'attaquant aux barrières sociale, économique et autres qui s'opposent à la santé [63] ». Dans la mesure où certaines de ces barrières se nomment racisme, intolérance, bigoterie, mépris pour les faibles et condamnation des victimes, la mission du responsable de promotion-santé ne sera pas aisée. Pour la revue *Health Promotion International*, l'année 1975 était celle de la naissance du paradigme de promotion-santé. Comme l'écrivait le *Times*, « les nations voudront l'adopter, sinon pour remplacer le paradigme bio-médical, du moins pour mettre les concepts de promotion santé à égalité avec la médecine scientifique [64] ». La London School of Hygiene and Tropical Medicine dispose désormais d'une unité scientifique de promotion-santé. Le promoteur de santé n'est pas seulement un scientifique ; c'est aussi un docteur, un psychologue, un psychiatre, un expert social, un conseiller spirituel et un intellectuel !

La promotion-santé est un commerce d'avenir. Parce que son objet est le bonheur de tous, elle est à l'abri des critiques. Seuls des misanthropes ou des imbéciles pourraient d'ailleurs en formuler. La théorie est élaborée dans les départements universitaires, par des experts et des consultants au service du gouvernement. La pratique est laissée aux entrepreneurs gérant des boutiques de santé, aux clubs de santé, aux fermes de santé, aux magazines de promotion de la santé, aux centres holistiques, aux cliniques de dépistage (certaines réservées aux cadres supérieurs, d'autres aux femmes de la bourgeoisie, d'autres au tout-venant). Les industries agro-alimentaires et les laboratoires pharmaceutiques n'ont pas perdu de temps pour se joindre au mouvement. L'Institut de promotion-santé du Collège de médecine de l'université du Pays-de-Galles s'est ouvert en 1984 dans le but « de développer l'expertise universitaire et la recherche en matière de promotion-santé ». Lors de la deuxième session internationale d'été (co-patronnée par l'OMS), on a promis aux participants qu'ils apprendraient tout ce dont ils avaient besoin pour « créer une dynamique et un changement » par un « marketing social » habile, « utilisant les médias ». En 1986, cet institut a lancé un nouveau magazine, *Positive Health*. En 1987, la faculté de médecine sociale du Royal College of Physicians a lancé le bulletin *Santé pour tous en l'an 2000*. Une nouvelle organisation universitaire, Promotion-Santé Associés, a également été mise sur pied. En combinant leurs forces individuelles, les associés « assureront leur propre promotion sous une bannière commune [65] ».

Des observateurs de santé, des philosophes et même des médecins ont exprimé leurs doutes quant aux motivations et à l'utilité de ces mouvements de promotion. Un éditorialiste du *Lancet* les qualifie de « moutonniers » ; il juge les preuves de l'efficacité des « vérifications de santé » extrêmement minces, attendu que de telles pratiques ne réduisent ni la mortalité ni la morbidité mais contribuent à accroître le coût des services de santé [66]. Les traites signées par le clergé de la prévention (indulgence pour des conduites sans indulgence ?) ont peu de chances d'être honorées.

Le volumineux rapport *The Nation's Health* *, publié en 1988 au Royaume-Uni, proposait « une stratégie pour les années quatre-vingt-dix ». Le *Lancet* et le *British Medical Journal* l'ont tous deux jugé moralisant, naïf et empli de semi-vérités [67]. Dans la correspondance qui s'est ensuivie dans le *British Medical Journal*, les auteurs du rapport ont montré leur agacement et soutenu que leur texte avait été soumis à un « médecin généraliste [68] ». Il s'agissait en fait d'un professeur de médecine particulièrement porté sur la médecine préventive. Dans son préambule, le rapport précisait pourtant qu'il devait être « accessible non seulement au spécialiste mais aussi au lecteur profane ». Cela n'incluait apparemment pas le médecin généraliste.

Pour Marshall Becker **, la promotion-santé confond désir et réalité. Car le contrôle qu'un individu peut exercer sur sa propre santé est limité par l'hérédité, la culture, l'environnement, le hasard qui pèsent lourdement. Pour Becker, « on ennuie et on effraie les gens avec bien trop de sujets ; on fait campagne contre les plaisirs et l'on est, le plus souvent, pas même d'accord sur l'importance et la validité scientifiques des recommandations faites [69] ». Pour Gill Williams, dans le *Journal of Medical Ethics*, les experts en promotion-santé recourent à des

* La Santé de la Nation.

** Professeur américain de santé publique.

affirmations sans fondement pour justifier leur « expertise en matière de santé » et laissent le public être la proie de pratiques peu scrupuleuses et de croyances naïves [70]. Les buts que se donnent les mouvements de promotion-santé sont si vagues – par exemple, « l'association, quelle qu'elle soit, d'une politique d'éducation de la santé et d'interventions organisationnelles, politiques et économiques destinées à faciliter l'adaptation des conduites et la modification de l'environnement qui améliorent la santé » – que le champ est grand ouvert à la construction de vastes pyramides administratives. La « santé » est vendue avec les mêmes méthodes qu'une nouvelle marque de poudre à laver. Williams suggérait que le « consommateur » de santé soit protégé contre les méthodes agressives des commerciaux de la santé par une réglementation inspirée de celle applicable aux ventes commerciales. Contre de mauvais produits, contre des publicités trompeuses, le client doit pouvoir entamer des poursuites pour dommages et intérêts.

Irma Kurtz, l'observatrice des folies humaines du journal *Cosmopolitans*, a dénoncé le caractère égocentrique de cette nouvelle religion de la santé. Dans le *Journal of Medical Ethics*, elle parle de foi dérisoire, étrangère à l'amélioration de la condition humaine, d'exercice d'auto-admiration [71]. Qui voudrait laisser derrière soi l'image d'un individu qui a consacré chaque jour de sa vie à « se maintenir en forme », à éviter le soleil en joggant avec un chapeau à larges bords, à fuir le cholestérol et les amis qui fument, à déposer chaque jour son lot de selles bien formées grâce au son, car le son est bon pour la santé ?

The Guardian rapporte l'invention au Japon de « toilettes intelligentes [72] ». Elles relèvent automatiquement les indices de santé et de maladie dans les selles et les urines ; l'utilisateur glisse un doigt dans un appareil fixé sur le côté du siège et obtient immédiatement sa fréquence cardiaque et sa pression sanguine. Selon le porte-parole de l'équipe de recherche, « notre rêve est de voir un jour chaque domicile relié à un centre de santé qui contrôlerait l'évolution des signes vitaux enregistrés dans les toilettes ».

VIII – LE CULTE VERT DE LA SANTÉ

Le retour à la Nature est un rêve récurrent chez ceux qui ne savent faire face aux complexités de la vie, qui préfèrent les visions simples au kaléidoscope déroutant des sociétés industrielles, qui souhaitent revenir au stade infantile et nicher leur visage dans le giron bienveillant de Mère nature. Certains courent nus dans les bois ; d'autres cultivent des légumes « biologiques » et fabriquent leurs propres sandales ; d'autres, dotés d'un esprit plus philosophique, nourrissent le rêve utopique d'un homme vivant en harmonie holistique avec l'univers. Ces innocentes aspirations peuvent être récupérées par l'idéologie de la bonne santé et se changer en mouvements politiques. Ces courants romantiques tendent à fleurir dans les époques troubles lorsque les traditionnelles idoles de l'autorité sont à terre. Le sentiment de vide et d'aliénation, la peur de l'avenir renforcent la vogue des idées « vertes ».

Comme l'avait remarqué l'écologiste John Horsfall, l'idéologie verte attire l'ignorant scientifique, inquiet des problèmes d'environnement mais incapable de distinguer entre les vrais dangers et les histoires à faire peur, entre la science et les pseudo-sciences apocalyptiques [73].

Dans un pamphlet publié en 1991, Andrew MacHallan * a lancé un avertissement : les Verts peuvent bien

* M. MacHallan était chercheur à l'Institut de défense européenne et d'études stratégiques.

n'obtenir qu'une représentation parlementaire minime, leur idéologie fait partie de l'Esprit du Temps [74] ; elle reflète les sentiments et les attitudes du plus grand nombre. L'attirance exercée par les Verts doit beaucoup à l'importance qu'ils accordent à la santé menacée, selon eux, par une industrie capitaliste qui pollue l'air et les eaux, l'alimentation et les esprits. Leurs promesses d'un avenir heureux, leur anti-autoritarisme apparent séduisent les classes moyennes. On achète des produits « qui respectent l'environnement », on s'inquiète de « l'effet de serre », du « réchauffement de l'atmosphère », du « trou d'ozone ». On est allergique au XXe siècle. On veille à l'accumulation des lettres E sur les emballages alimentaires.

Le romantisme utopique des Verts est parcouru d'idées socialistes prônant de « rigoureux contrôles économiques » et la « coercition sur une vaste échelle ». Ces visées totalitaristes se doublent d'un fort sentiment religieux empreint de néo-paganisme déifiant la terre, la déesse mère Gaia.

La politisation du mouvement des Verts est un phénomène nouveau. Mais son romantisme a connu des versions antérieures. Paul Weindling décrit plusieurs communautés d'Allemagne et d'ailleurs, fondées vers la fin du siècle dernier, dont l'objet était le renouveau physique, social et spirituel [75]. Une de ces communautés, située près d'Ascona, avait attiré l'attention de révolutionnaires et d'anarchistes comme Bakounine, Kropotkine, Lénine et Trotsky. La mixture idéologique de ces communautés comportait le retour à la nature, le mysticisme, l'anarchisme, le végétarisme et le remplacement du beurre par la margarine. À certains égards, les communautés hippies des années soixante leur ressemblent.

La désintégration de la société allemande après le traité de Versailles a produit un terreau fertile pour les idées de pureté raciale, de force, de beauté, de mode de vie naturel. Comme le démontre Robert Proctor, l'idéal romantique de la bonne santé a connu un retour en force dès les premières années de l'Allemagne nazie [76]. L'Allemagne avait besoin d'une « nouvelle médecine bien allemande ». Chaque mort par maladie cardiaque ou par cancer constituait une nouvelle preuve de l'impuissance de la médecine orthodoxe, « juive ». On recommandait l'utilisation de produits naturels, comme le pain complet, pour lutter contre les maladies courantes. L'alcool et le tabac étaient tenus pour des « poisons raciaux » ou « génétiques ». Paracelse devint le symbole de cette nouvelle médecine fondée sur la naturopathie, l'homéopathie, l'anthroposophie et d'autres pseudosciences. L'enseignement des médecines « naturelles » figurait au programme des études de médecine. Il fallait une médecine holistique qui rende à la race germanique sa puissance physique et spirituelle. Être en bonne santé était un devoir pour tout citoyen allemand responsable. « Être et rester en bonne santé n'est pas uniquement une affaire personnelle ; c'est votre devoir », écrivait, en 1938, un journal spécialisé dans la promotion de la santé. Le mouvement des Verts contient en germe un totalitarisme similaire, ce qui n'en fait pas pour autant un mouvement « brun ». Son existence montre simplement l'irrationnel de nouveau à l'œuvre : le « retour à la Nature » peut de nouveau être exploité à des fins totalitaires par des politiciens pas tout à fait verts.

Décrivant l'environnementalisme irrationnel qui s'est emparé du gouvernement américain, Ambrose Evans-Pritchard observe que l'idée marxiste, pourtant discréditée, d'un contrôle centralisateur exercé par l'État a désormais trouvé une nouvelle expression au sein du mouvement vert qui la déguise en défense de l'environnement [77]. Selon lui, l'Agence pour la protection de l'environnement (EPA) est politiquement correcte mais scientifiquement corrompue ; elle « est désormais l'instrument d'ingérence le plus puissant dont dispose le pouvoir fédéral. Elle dit aux gens de quelle couleur ils doivent peindre leur maison, s'ils peuvent drainer leur mare ou couper un arbre ».

IX – THANATOPHOBIE ET MÉDICALISATION DE LA MORT

Quand la mort frappe « avant l'heure », on passe au peigne fin la vie de la victime. Car on ne meurt pas par hasard. On doit pouvoir accuser quelqu'un ou quelque chose. Les nécrologues recherchent dans la vie du défunt ce qui pourrait « expliquer » l'heure et la nature de la mort. La mort d'un homme de trente-trois ans pris d'une soudaine crise cardiaque alors qu'il ne présentait pas les « facteurs de risque » habituels, plongea dans la perplexité son ami épidémiologiste et ses collègues médecins. « Ce n'est pas chez cet homme qu'une crise cardiaque aurait dû se produire », tel fut le verdict des experts. Le fait est pourtant là. Ce n'était pas juste. Fumait-il en secret ? Il semblait se méfier du sel à la cantine de l'hôpital, mais peut-être en prenait-il trop une fois chez lui ? Un jour, enfin, un médecin trouva la solution du mystère : le jeune homme passait des heures vautré sur son canapé à regarder la télévision [78].

Selon le mot d'Illich, « la mort, lorsqu'elle frappe, ne confirme plus la prophétie du médecin ». Il est désormais courant, lorsqu'une personne meurt d'une « maladie évitable », d'un cancer ou d'une crise cardiaque par exemple, de voir les médecins « expliquer » la mort par la conduite malsaine, autrement dit par l'inconduite du trépassé. « La mort n'est socialement acceptée qu'une fois l'homme devenu inutile, improductif mais aussi incapable de consommer d'" héroïques traitements de survie " [79]. » Cette attitude transparaît dans la classification des décès en « prématurés » – ils sont évitables et se produisent avant l'âge de la retraite – et « tardifs » – lorsque l'individu a cessé de produire et n'est plus qu'une charge financière pour l'État. Le héros du traitement « héroïque » n'est pas le médecin mais le patient dont la mort n'est acceptable pour la société qu'une fois les ultimes remèdes essayés en pure perte. Bien des cancéreux se voient imposer le devoir de suivre jusqu'au bout ces « traitements » contre la mort et se trouvent acculés à cet héroïsme involontaire.

Jusqu'au XVIe siècle, on acceptait la mort car elle faisait partie de l'ordre naturel. Par la suite, prolonger la vie est devenu « le plus noble devoir » du médecin. Toujours plus obsédé par l'idée, le médecin se voit en vaillant général luttant contre le suprême adversaire, contre la mort. Le discours médical emprunte au langage guerrier. Les traitements mortels sont « héroïques ». Les médecins arrachent les victimes des griffes de la mort. L'acier glacé et le feu brûlant ont leur part dans cette guerre désespérée menée contre l'ultime agresseur. La peur de la mort pénètre tout : l'homme en bonne santé cultive l'illusion qu'il y échappera par l'observation de certains rites ; le malade met tout son espoir dans le praticien qui pourrait écarter la Sinistre Faucheuse de sa route. Les médecins, victimes de leur propre propagande, ne parlent plus que par euphémismes de la Sainte Terreur.

Avant l'avènement de cette médicalisation de la mort, les livres sur l'art et la manière de mourir, *ars moriendi*, étaient populaires ; ils traitaient de la préparation à la mort dans le cercle de la famille et des amis, rapportaient les dernières paroles des hommes illustres, enseignaient le cérémonial traditionnel que l'on suit pour régler ses dernières affaires depuis son lit de mort. Les moyens efficaces pour prolonger la vie n'existaient pas et les derniers grains de sable coulaient dans le sablier sans interférence extérieure. Et pourtant, les mourants occupaient mieux leurs derniers instants qu'aujourd'hui, où l'on meurt parfois simplement en débranchant un appareil de survie.

Nombreux sont ceux qui passent leur vie dans la peur mortelle de la mort, de « cette seconde que nous attendons, le souffle suspendu, toute notre vie » (Seifert). Une peur que peut encore accroître la crainte d'être enterré vivant. On vit en général suffisamment vieux pour se souvenir des moments où on l'a échappé belle. Car « la chance et non la sagesse régit la vie de l'homme ». Et Montaigne de méditer : « Ayant eschappé tant d'occasions de mourir, où nous voyons trébucher le monde, nous devons reconnoistre qu'une fortune extraordinaire comme celle-là qui nous maintient, et hors de l'usage commun, ne nous doit guiere durer [80]. » Pour Montaigne, se casser le cou dans une chute, périr noyé dans un naufrage ou mourir d'une maladie était aussi « naturel » que de mourir de vieillesse. Citant Lucrèce, il ne pensait pas qu'il fût sage de vivre « une fois le corps secoué par la violence du temps, le sang et la force déclinant, alors que la raison s'arrête, que la langue bafouille, que l'esprit radote ». De même Cicéron, dans ses *Tusculanes*, considérait-il comme une folie de croire qu'il est malheureux de mourir « avant son heure ». Car quelle est « notre heure » ? « Devrions-nous alors pleurer davantage ceux qui meurent en enfance que ceux qui meurent dans la force de l'âge ? Quel temps de vie doit être considéré comme long... comparé à l'éternité ? » (I, 39.)

Térence a également écrit des vers dont l'adepte du jogging qui court pour fuir la mort devrait se souvenir : « Ah ! Qu'on a raison de dire que plus le sort nous seconde, plus il faut nous tenir prêts à quelque retour fâcheux, un danger, un désastre domestique, un exil. Tout père de famille qui revient d'un voyage doit se figurer qu'il va trouver son fils plongé dans le désordre, sa femme morte, sa fille malade. Voilà pourtant ce qui peut arriver. Quand on s'y attend, c'est moins pénible. Et s'il y en a moins qu'on en a prévu, c'est autant de gagné [81]. » Faire de la mort un tabou comme s'y emploient les promoteurs de santé qui croient en une possible remise de peine par la prudence du mode de vie, c'est nier la réalité à la manière de l'autruche. La religion peut bien être une réponse immature au destin tragique de l'homme ; elle n'en reconnaît pas moins la dure réalité des souffrances humaines. Les manuels de bonne santé se moquent, en revanche, des rapports humains, de la solitude, de la déchéance, de la trahison, de l'injustice, des rêves enfuis et du désespoir. Et vivre dans la peur de la mort, c'est avoir peur de vivre.

Marguerite Yourcenar met ces mots mémorables dans la bouche de l'empereur Hadrien : « Quand on aura allégé le plus possible les servitudes inutiles, évité les malheurs non nécessaires, il restera toujours pour tenir en haleine les vertus héroïques de l'homme, la longue série des maux véritables, la mort, la vieillesse, les maladies non guérissables, l'amour non partagé, l'amitié rejetée ou trahie, la médiocrité d'une vie moins vaste que nos projets et plus terne que nos songes : tous les malheurs causés par la divine nature des choses [82]. »

DEUXIÈME PARTIE

Le culte du style de vie

I – LES RECETTES DE LONGÉVITÉ

Depuis la nuit des temps, l'homme s'essaie à tromper la mort. Par la magie, la prière ou le régime alimentaire. Dans l'un des plus beaux poèmes épiques qui nous soient parvenus du IIIe millénaire avant notre ère, le héros babylo-sumérien Gilgamesh est à la recherche de l'immortalité. Mais Siduré l'échanson des Dieux a le sens des réalités. Il faut profiter du temps qui est imparti.

> « Ô Gilgamesh, que ton ventre soit plein et que tu sois heureux jour et nuit.
> Fais de chaque jour un jour de joie ; danse et joue, jour et nuit [1]. »

On a ensuite voulu vivre vieux et rester jeune. Les annales de l'humanité regorgent d'histoires amusantes sur les moyens d'y parvenir. Encore en notre siècle, des hommes de science au sérieux indiscutable ont cru qu'ils avaient découvert la cure de jouvence. Philosophes et médecins disputent. Qu'est-ce que mener une vie saine ?

À qui revient le droit de l'ultime définition ? Santé et longévité ne sont pourtant pas synonymes mais leur confusion est fréquente.

On a longtemps tenu la quête de longévité pour une affaire privée. La santé des sujets ou des esclaves n'intéressait les dirigeants que dans la mesure où elle affectait l'aptitude au service militaire. Avec la montée des nationalismes, la survie de la nation menacée par l'ennemi devient préoccupante. Sultans, rois et dictateurs interdisent de fumer. Ils ne cherchaient pas à protéger par là la santé de leurs sujets mais craignaient pour l'ardeur combative ou la fertilité de leurs hommes, bref, pour la vigoureuse production de nouveaux soldats ou esclaves.

Aujourd'hui les gouvernements occidentaux se préoccupent de « la santé de la nation ». Ils l'expriment en termes économiques. Rien ne démontre pourtant que soigner des vieillards économiquement improductifs – ce qui représente une part considérable des dépenses de santé – soit économiquement avantageux. Clairement la motivation du bio-stylisme est ailleurs.

Le terme « style de vie » appartient au jargon de la promotion-santé. Il a déjà été employé par le passé mais ne doit pas être confondu avec le « mode de vie », *modus vivendi, vitae modus,* ou choix d'un style personnel de vie. Il n'y a donc pas grand risque de voir les aristocrates prêter attention aux modes éphémères de la promotion-santé. Dans son acception moderne, l'expression « style de vie » regroupe l'obsession diététique, la pratique de certains exercices, le renoncement aux « comportements malsains », la réduction, voire l'élimination, des facteurs de risque, le recours régulier aux contrôles médicaux et au dépistage. Un tel « style de vie » est politiquement correct, partant, sans grand intérêt pour les populations défavorisées et privées de tout pouvoir.

Un bref rappel historique facilitera peut-être la compréhension des manifestations de l'idéologie contemporaine du bio-stylisme. L'Inde ancienne faisait grand cas de la prévention des maladies. Cela se traduisait par des injonctions précises. Il fallait se brosser les dents, se peigner, suivre un régime, faire de l'exercice, refuser d'être témoin ou caution, éviter les croisements de routes, ne pas uriner en présence d'un contremaître, d'une vache ou encore face au vent [2]. Le Dieu des juifs usait des maladies comme de punitions. Les pécheurs furent ainsi frappés par la peste (Exode 9,14), la fièvre leur brûla les yeux (Lévitique 26,21), ils connurent la lèpre (Livre des Rois 15,5) et n'échappèrent pas à d'autres fléaux : bubons, croûtes, plaques rouges, délires et aveuglements (Deutéronome 28,27). Vivre correctement c'était obéir aveuglément aux commandements divins. L'homme droit et vertueux était récompensé par une vie longue. La quantité de fibres dans l'alimentation n'y changeait rien.

Dans la Grèce ancienne, différentes sectes médicales ou philosophiques ont réfléchi à l'origine des maladies et aux moyens de les éviter. Pour Hippocrate, la maladie était une rupture de l'homéostasie du corps due principalement à des erreurs diététiques. La modération était la règle générale. Dans *Médecine ancienne*, un auteur hippocratique explique que « l'inconfort ressenti après une abstinence déraisonnable n'est pas moindre que celui provoqué par une excessive satiété ». De même, Aristote défendait-il la modération par des arguments moraux : « Celui qui s'adonne à tous les plaisirs sans en refuser aucun est intempérant ; celui qui les évite tous est un rustre et un cœur sec. » La médecine en Grèce antique avait peu à offrir au-delà du réconfort philosophique et des cures de placebos que l'on pratiquait, par exemple, dans les temples d'Esculape. Là, les patients étaient « incubés », couchés dans des lits ; le traitement se produisait pendant le sommeil. La maladie était indifférente aux cyniques et aux stoïciens qui la supportaient stoïquement et, au besoin, lui échappaient par le suicide. L'attitude était sage. Il n'y avait pas, à dire vrai, d'autre choix.

La santé et la beauté étaient admirées et honorées des Grecs qui y voyaient un don des dieux plutôt qu'un travail personnel. On ne faisait pas grand cas de l'âge. Dans la *République* de Platon (Livre III), Hérodicus, le professeur du gymnase, n'atteint un âge avancé qu'au prix d'un interminable combat contre la mort. La « race de fer » d'Hésiode s'éteint bien vite dans son sommeil avant d'avoir atteint la vieillesse. On sait que Zeus a envoyé la belle temptatrice Pandore pour punir la race humaine d'avoir volé le feu céleste. Prométhée met en garde son frère Épiméthée contre les présents venus d'en haut, mais celui-ci succombe aux charmes de la femme. De la boîte à cadeaux qui n'était, à la vérité, qu'une grande amphore, s'échappent les guerres, la peste, les famines et, autre fléau dorénavant réservé à l'humanité, la vieillesse.

Avec le christianisme, la santé perd en importance. Elle n'est plus que le signe du contentement ou du mécontentement divin. Dans les écrits de mystiques chrétiens, le corps humain est « argile et sang [3] ». La femme est le « réceptacle du démon », l'homme une créature bonne pour l'enfer quand elle s'accroche orgueilleusement à son humanité. Au Xe siècle, Odo, abbé de Cluny, pouvait écrire à propos du corps féminin : « Et nous qui avons horreur de toucher les vomissures ou le fumier, même du bout des doigts, comment pourrions-nous désirer serrer dans nos bras un sac d'excréments [4] ? »

Vivre dans la saleté était signe de sainteté. Les Vies des Saints abondent en saints hommes et en saintes femmes qui ne se lavaient jamais et dont le corps grouillait d'insectes. La maladie était un présent de Dieu destiné à faire du pécheur un homme meilleur et à rappeler aux croyants les tourments, bien pires encore, de l'enfer. Pour Dauphine de Puimichel, future canonisée, on ignorait à quel point les maladies étaient utiles au salut de l'âme ; autrement, on se bousculerait pour les attraper [5]. La santé était pernicieuse, *perniciosa sanitas* ; elle détournait l'attention du Jugement dernier. En revanche, la maladie rappelait à la salutaire obligation de renoncer aux péchés. *Salubris infirmitas !* On forgeait des oxymores – « maladie salutaire », « santé pernicieuse » – bien caractéristiques du goût des chrétiens pour les paradoxes obscurs. Le plus fameux reste celui de Tertullien, *certus est quia impossibile* (c'est certain puisque c'est impossible), paraphrasé approximativement en *credo quia absurdum.* L'adoration des chrétiens pour la maladie devait atteindre un degré de masochisme frénétique dans les couvents du XVIIe siècle. Les hommes, dit-on, embrassaient des plaies malodorantes et suintantes, léchaient les vomissures, se frottaient avec le pus des malades ou s'enveloppaient le corps de bandages trempés dans des émanations de chancres [6].

Le premier manuel de style de vie salutaire qui ait connu une large diffusion en Europe est le *Regimen Sanitatis*. Il provenait de la première université médicale établie à Salerne, à quelque cinquante kilomètres au sud de Naples. Cette éclectique institution, particulièrement florissante aux XIIe et XIIIe siècles, admettait de nombreuses femmes dans ses rangs et mélangeait allégrement les enseignements médicaux grec, latin, juif et arabe. Il n'existe pas un texte du *Regimen* mais une centaine de manuscrits datant du XIVe au XVIe siècle. Avec l'apparition de l'imprimerie, le *Regimen* devint l'un des plus grands best-sellers de tous les temps, comptant entre cinq cents et mille éditions et traductions différentes. Le texte, dans une traduction versifiée du XIXe siècle, s'ouvre ainsi :

> Au roi d'Angleterre salut,
> Toute l'école de Salerne
> En ce court récit a pour but
> De lui tracer comment il faut qu'il se gouverne,
> S'il veut se garantir de toute infirmité
> Et vivre en parfaite santé.

Buvez peu de vin pur ; le soir ne mangez guère ;
Faites de l'exercice après chaque repas.
Dormir sur le dîner, c'est l'usage ordinaire,
Toutefois ne le suivez pas.
Quand vous sentez que la nature
Veut vous débarrasser d'une matière impure,
Écoutez ses conseils, secondez ses efforts ;
Loin de vous retenir, vite de cette ordure
Le plus tôt qu'il se peut, délivrez votre corps.
Fuyez les soins fâcheux, par eux le sang s'altère ;
Comme un poison funeste évitez la colère.
[...]
S'il n'est nul médecin près de votre personne
Qui dans l'occasion puisse être consulté,
En voici trois que l'on vous donne :
Un fond de belle humeur, un repos limité,
Et surtout la sobriété [7].

Ce n'est pas mal si l'on compare avec les nombreux régimes qui seront proposés par la suite. Malheureusement le reste du texte alterne amusantes sottises et franches absurdités. Le vin et les femmes, y lit-on, sont mauvais pour la vue, tout comme l'ail et les lentilles, d'ailleurs ; l'oie, le premier jour de mai ou le dernier jour d'avril et de septembre, est formellement déconseillée, etc.

Les aristocrates avaient, de leur côté, leur médecin personnel qui les conseillait sur mesure. Voici au XVe siècle les conseils que Conrad Heingarter donnait à Jehan de la Gutte dont il faisait aussi l'horoscope : faire de l'exercice – c'est l'un des plus nobles et des meilleurs traitements pour la régulation de la santé du corps humain et pour la prolongation de la vie ; bien mâcher – la mastication deviendra au XIXe siècle le symbole d'un mouvement pour la santé connu sous le nom de « Fletcherisme » ; éviter la gloutonnerie ; composer un régime varié comprenant des légumes et du pain de son ; boire du vin avec modération ; se laver les dents ; prendre des bains fréquents ; renoncer aux stupéfiants, aux endroits pollués par les émanations de métaux, aux excès de la chair, et ne pas dormir sur le dos. Heingarter mettait aussi Jehan en garde contre les charlatans « dont les mensonges promettent la santé et qui nous flattent pour notre argent [8] ». À tout prendre, c'était, pour l'époque, une bonne ordonnance.

Dans un manuscrit gaélique du XVIe siècle utilisé par les médecins des rois écossais *, on trouve des recommandations proches de celles du *Regimen* de Salerne (manger peu, faire de l'exercice, se détendre...). Mais – nouveauté – y apparaissent les premiers signes de la préoccupation toute britannique pour l'intestin : quiconque veut être en parfaite santé, y dit-on, doit évacuer deux à trois fois par jour [9].

Les riches avaient donc pour privilège de disposer d'un médecin personnel qui les aidait à mener une vie saine. Mais qu'en était-il des pauvres ? Aujourd'hui on lie pauvreté et mauvaise santé. Et nos moralistes médicaux de vilipender le « style de vie malsain ». Mais par le passé, la morale des nantis voyait dans la pauvreté un facteur de santé. C'était la richesse, la cause des maladies. Que le riche se permette « des plats variés, un meilleur menu, de bons vins, des sauces raffinées, de la musique délicate, des vêtements gais... », et c'est à la découverte de la goutte, de l'hydropisie, de l'apoplexie, de la paralysie, des calculs, de la vérole, des rhumatismes, des catarrhes, des ulcères, des occlusions, de la dépression, etc., qu'il se prépare selon Burton [10]. Pour Sénèque, qui était fabuleusement riche, la pauvreté menait à la vertu, et la santé était affaire de mesure. Mais il est facile, ajoute Burton, de déclamer le ventre plein contre les festins. L'hypocrite discours tenu par les idéologues des classes dirigeantes contre la richesse avait deux fonctions : il réaffirmait la

* Réédité par Gillies en 1911 sous le titre *Regimen Sanitatis*.

« vertu » de la pauvreté et appelait à la pitié envers le riche.

Le *Discorsi della vita sabria* est un autre manuel de style de vie que l'on a utilisé jusqu'au XXe siècle. Publié à Padoue en 1558, il a connu d'innombrables traductions et rééditions. La dernière est celle d'Oxford ; elle date de 1935 [11]. L'histoire de l'auteur, Luigi Cornaro, est celle de ces réformateurs de santé souvent malades qui, un jour, découvrent un traitement adéquat et n'ont de cesse, dès lors, d'en faire la nouvelle panacée. Pour avoir mené une vie de ripailles, Cornaro se retrouve à trente-cinq ans si malade et faible qu'il écrit : « Le seul espoir de délivrance que je pouvais encore avoir était de mourir. » Des docteurs lui recommandent de manger moins. Il prend le conseil à cœur et supprime de son alimentation le melon, d'autres fruits, la laitue crue, les légumes secs, les gâteaux, le poisson, la viande de porc et la saucisse. Il vit de pain, de soupe, d'œufs, de viande de chevreau et de mouton et n'excède jamais par jour trois cents grammes de nourriture et trois cent cinquante grammes de vin. À la fin de sa vie, il avait même ramené sa consommation journalière à un œuf ou deux. L'âge de sa mort est incertain, entre quatre-vingt-quinze et cent quatre ans selon les sources. Voici ce que montre au fond l'exemple de Cornaro. Êtes-vous né pour vivre vieux ? Peu importe alors ce que vous mangez ou ne mangez pas.

On est toujours curieux de savoir ce que les centenaires ont bien pu faire pour atteindre cet âge béni. Des vies si singulières détiendraient-elles le secret du mystère de la longévité ? Compton Mackenzie cite l'exemple savoureux d'une certaine Pheasy Molly. Fumeuse invétérée tout au long de sa vie, la femme était morte à quatre-vingt-seize ans pour avoir mis le feu à ses vêtements en allumant sa pipe dans la cheminée [12]. En 1856, dans un village du Yorkshire, une certaine Jane Gorbritt s'éteint dans sa cent dixième année. Jamais elle n'avait renoncé à fumer la pipe. En 1867, le *Lancet* rapporte le décès en asile d'une miséreuse, Mary Galligall, qui avait atteint l'âge de cent deux ans : « Grâce à la gentillesse du médecin résident, le docteur Keate, elle bénéficiait de nombreux privilèges normalement refusés aux pauvres. On lui apportait tous les jours, à onze heures précises, son déjeuner, son verre de gin et sa pipe. Le premier de l'an, elle termina son gin, fuma sa pipe comme à l'ordinaire, puis s'allongea tranquillement et mourut [13]. » En 1883, lc *Medical Press* signale le cas de Mary Murray, libraire ambulante portée sur le punch et grand amateur de « tabac noir » dont on bourre les pipes : elle mourut à cent dix ans [14]. Enfin, en 1894 le *Provincial Medical Press* rend compte du décès à cent six ans d'une « vieille dame digne » : on attribuait, aux dires de chacun, la longévité de l'inusable Galloise à « l'habitude qu'elle avait contractée dans son jeune temps de fumer du bon tabac. Jusqu'à la veille de sa mort, elle n'avait jamais manqué sa promenade de santé. Aidée de ses béquilles, on pouvait la voir avancer paisiblement, le sourire aux lèvres [...], la pipe entre les dents [15] ». La majorité des centenaires sont des femmes mais la personne la plus âgée au monde, d'après le *Guiness Book of Records*, serait un Japonais, M. Shigechiya Izumi, mort en 1986 à cent vingt ans. Il attribuait son grand âge à l'absence de souci, à son lever entre cinq et six heures du matin, au flacon d'alcool de canne qu'il prenait avec son dîner de légumes, et à la grâce divine [16]. Jeanne-Louis Calment, qui détient le record depuis la mort de M. Izumi a, pour fêter son cent seizième anniversaire, pris la cigarette et bu le verre de porto qu'elle s'octroie tous les jours en mangeant des chocolats. « Je mourrai probablement en riant », a-t-elle déclaré aux journalistes [17]. En 1991, le plus vieil habitant de Berne, Fritz Käch, célébrait son cent sixième anniversaire au cognac : il avait pour principe de ne jamais refuser un verre d'alcool. « Je n'ai jamais rien fait de bien bon pour ma santé, gloussait le vieil homme, tout au plus arrêter de fumer à cinquante-trois ans [18]. » L'Anglaise la plus âgée, Mme Charlotte Hughes, est morte à cent quinze ans. Elle disait avoir ainsi vieilli en observant un régime alimentaire assez particulier – son petit déjeuner, le jour de son anniversaire, se composait de brandy, de bacon et d'œufs – et en suivant les dix commandements [19].

Certains ont recours à des moyens plus inhabituels pour prolonger leur vie. Sur son lit de mort, à quatre-vingt-seize ans, Robert Chesebrough évoquait la noix de vaseline qu'il avait avalée chaque jour pendant soixante-douze ans [20]. Une duchesse écossaise centenaire racontait qu'elle avait, sa vie durant, eu pour règle de prendre, au moins tous les six mois, un bain, qu'elle en ait besoin ou non [21]. Les lecteurs auront toujours l'histoire d'un vieil oncle mort à quatre-vingt-dix ans sans jamais avoir cessé de boire ou de fumer. Toutes ces histoires sont sans valeur épidémiologique. Elles ne peuvent être appliquées à l'ensemble des buveurs ou des fumeurs. Mais elles ont assurément un sens pour les descendants directs de l'oncle en question puisque la longévité est un bien héréditaire. Un proverbe espagnol donne l'autre visage de cette loterie de la vie. *El que no fuma, ni bebe vino, el diablo le lleva por otro camino*, dit-il *.

Quand Voltaire, en 1728, visite l'Angleterre géorgienne, il juge excentrique le comportement des autochtones en matière de santé.

> « Ici la raison est libre et va son propre chemin. Les hypocondriaques sont particulièrement bienvenus. Aucune manière de vivre n'est considérée comme étrange. On voit des hommes qui font chaque jour dix kilomètres pour leur santé, se nourrissent de racines, ne goûtent jamais de viande, portent en hiver un manteau plus léger que ceux que portent

* L'homme qui ne fume ni ne boit, le diable saura le prendre autrement.

nos femmes les jours les plus chauds. Tout est expliqué par une raison particulière et personne ne considère cela comme fou *. »

C'était pourtant l'époque où la Grande-Bretagne s'adonnait à la boisson. Le fanatisme de la bonne santé et le « gin craze » immortalisé par Hogarth faisaient bon ménage. Puritains et hédonistes se côtoyaient. Pour Samuel Johnson [22], véritable institution britannique en matière de lexicographie et de bons mots, boire était le plus grand plaisir de la vie, après le sexe. Aussi s'étonnait-il qu'il n'y ait pas davantage d'ivrognes car « tout le monde peut boire, si tout le monde ne peut copuler ** ».

L'ascétisme victorien a succédé aux excès géorgiens. Au XIXe siècle, l'ivrognerie est rangée au nombre des maladies alors que les moralistes continuent d'en faire un vice animal. Le journaliste politique William Cobbett, qui se pique de littérature, estime que la boisson est l'« un des vices les plus odieux et les plus destructeurs dans le noir catalogue des dépravations humaines ». Il ne faisait là que reprendre le vieux refrain des puritains. Dans son *Advice to young men*, il allait jusqu'à mettre en garde contre « l'esclavage auquel conduit le thé, le café et les autres fonds de bouilloire [23] ». À notre époque encore, certains épidémiologistes tiennent à faire du café une substance cancérigène.

Parce que, aujourd'hui, fumer est de plus en plus souvent interdit sur les lieux de travail, il n'est peut-être pas inutile de rappeler la situation qui prévalait en 1852 à Lichfield. Là, les employés devaient se conformer à une réglementation qui stipulait : « Il n'est pas permis de parler pendant les heures de travail. L'envie de tabac, de vin et d'alcool est une faiblesse humaine et, comme telle, est

* Lettre à Rolland Puchot des Alleurs, avril 1728.

** Perle retrouvée par Roy Porter dans les corbeilles à papier de la littérature.

interdite à tout le personnel. » Le même personnel était convié aux prières matinales, dites chaque jour dans la salle de réunion.

Le XIXe siècle a produit sa moisson de messies de santé. Sylvester Graham (1794-1851) compte parmi les plus influents. S'il n'a pas vécu vieux, il doit sa grande renommée à son combat pour le pain de son et les biscuits qui, encore aujourd'hui, portent son nom. Son engagement lui avait valu le surnom de « persuadeur péristaltique », ses campagnes pour le pain maison et contre toute consommation de viande rouge, propice aux débauches charnelles, l'hostilité des boulangers et des bouchers. Sa doctrine en matière d'hygiène devait garantir bonne santé et longue vie. Elle incluait le renoncement au tabac, à l'alcool, au café et au thé, aux épices et au sel. L'activité sexuelle était jugée particulièrement nocive, surtout pratiquée sous la forme du « vice solitaire ». Elle expliquait, à elle seule, le diabète, la jaunisse, l'acné et la mauvaise dentition. Cet enseignement devait par la suite être adopté par les adventistes du septième jour. D'ailleurs, la fondatrice de la secte, Mme Ellen Harman White, était une disciple de Graham. On trouvera le détail de cette fascinante histoire dans le délicieux ouvrage de Ronald Deutsch[24] judicieusement intitulé *The nuts among the berries* *. Quand les adventistes établirent leur quartier général à Battle Creek, dans le Michigan, John Harvey Kellogg, homme à la forte personnalité, fut le premier responsable de la « ferme de santé » appelée Sanatarium. C'est là que le docteur découvrit les corn-flakes, la plus grande invention américaine après le Coca-Cola. Écrivain prolifique, particulièrement porté sur l'hygiène sexuelle et les modes de vie sains, Kellogg avait, selon Deutsch, « fait de Battle Creek une véritable fourmilière à lubies. C'était, dans le pays, le principal point de rencontre d'une foule impressionnante de charlatans, de pro-

* Des noix parmi les poires.

phètes alimentaires, de millionnaires loufoques et d'escrocs de haut vol ». Dans un ouvrage publié dans les années 1880 et plusieurs fois réédité depuis *, Kellogg dressait la liste des trente-neuf signes devant faire soupçonner l'exercice du « vice solitaire ». On trouvait accompagnant le signe vingt-huit – l'usage du tabac – le commentaire suivant : « Les exceptions sont décidément très rares. Existent-elles ? Nous en doutons [25]. »

Ce bon docteur a consacré de longues nuits d'insomnie à rechercher le meilleur traitement contre la masturbation. Dans *Plain facts for old and young* **, Kellogg voyait dans « l'application de phénol sur le clitoris un excellent moyen pour calmer toute excitation anormale [26] ». Pour les garçons, il suggérait de lier les mains, de recouvrir les organes génitaux d'une cage ou de faire pratiquer la circoncision « sans anesthésie puisque la brève souffrance causée par l'opération aura un effet salutaire sur l'esprit, surtout si l'intervention est une forme de punition, comme cela sera parfois le cas ». John Money signale que la mode de la circoncision aux États-Unis s'est répandue à cette époque, dans les années 1870 et 1880. Mais le New-Yorkais circoncis qui prend des céréales le matin fait-il encore le lien ?

Kellogg enseignait que « la maladie est la conséquence d'une faute commise par l'individu [27] ». Cette idée a été reprise et modernisée par les promoteurs de santé qui aujourd'hui élaborent la théorie du facteur de risque et du « style de vie malsain ». La préoccupation actuelle pour « la santé de la nation » ne va pas sans rappeler la crainte de Kellogg de voir la race s'avilir par l'effet d'« influences néfastes, au fondement de la dégénérescence physique et morale ». Il convenait de découvrir le

* *Man, the masterpiece, or plain truths plainly told about boyhood, youth and manhood* (Le chef-d'œuvre de l'homme, ou quelques vérités simples, simplement dites sur l'enfance, la jeunesse et l'âge d'homme).

** De simples faits à l'usage des vieilles gens et de la jeunesse (cités dans l'excellent livre de John Money sur Graham et Kellogg).

piège et l'attrait maléfique de l'alcool, du tabac et des nourritures épicées qui toujours détournent du droit chemin le jeune innocent. Kellogg aura consacré une grande part de son énergie à mettre au point un régime sain promouvant une virilité et une féminité « d'un type plus haut, plus pur, plus noble ».

Si cette composante ouvertement moralisatrice est absente de la rhétorique de nos promoteurs de santé, leur spécimen idéalement sain et propre, est pourtant loin d'un Mozart, d'un Picasso, d'un Bacon ou d'un Verlaine. Comme le note l'inimitable H. L. Mencken, nous avons plutôt affaire au « troupeau infini, indistinct, d'hommes presque indifférenciés, [...] aux ultimes produits, flasques et sans consistance, fruits de plusieurs siècles de soumission, d'obéissance, de peurs tenaillantes, de conformisme ardent et justifié, et, plus que tout, d'efforts obliques et inconstants, fatals à la clarté de la pensée, pour masquer cette peur d'un vernis moral, donner à cet ordre une apparence voulue, voire altruiste, et conférer à l'obéissance et au conformisme une dignité fallacieuse et plate [28] ».

La lecture nécrologique offre à l'esprit oisif l'occasion d'expérimenter le sentiment de supériorité qu'éprouvent les survivants. « Ils » sont morts et je demeure, debout au milieu des cadavres étendus. Elias Canetti * a consacré tout un chapitre à ce phénomène. Plus récemment, sous l'influence du bio-stylisme, les nécrologues ont cherché à effectuer des rapprochements entre le mode de vie et le type de mort. Qu'un fumeur meure d'un cancer du poumon, on n'omettra probablement pas de l'indiquer. Mais voilà, le contraire est également vrai aujourd'hui. Qu'un épidémiologiste bien connu meure en 1990 à l'âge de soixante-douze ans – ce qui, à peu de chose près, constitue l'espérance de vie moyenne du mâle occidental – et un second épidémiologiste, tout aussi connu, s'empresse de signaler que le défunt avait bel et bien succombé à un

* Dans *Masse et Puissance*.

cancer du poumon mais sans avoir jamais fumé. La mort est injuste [29].

Certains experts en style de vie vont jusqu'à divulguer leurs propres recettes dans la presse nationale * : « J'ai en permanence conscience de l'action néfaste du gras sur le cholestérol sanguin et du rôle des graisses dans la prise de poids. Alors j'évite délibérément le chocolat *que j'adore* (les italiques sont de nous), les pâtés, les biscuits, les gâteaux truffés de graisses cachées ; mais ce qui me manque vraiment, ce sont les saucisses. J'en *rêve* encore (les italiques sont de l'auteur) [30]. » L'homme s'était donc mis aux pâtes à tartiner polyinsaturées et au lait demi-écrémé. Il avait soixante et un ans au moment de l'entretien.

C'est au début du siècle que sont apparues les premières statistiques sur le cancer. Avec elles, l'impression que la maladie se répandait. On en a cherché la cause dans le style de vie, notamment dans la boisson, le tabac, la viande. Un correspondant du *British Medical Journal* notait en 1902 : « Les Noirs américains développent désormais presque autant de cancers que leurs voisins blancs [31]. » L'émancipation et l'adoption du style de vie du Blanc nuiraient-elles à la santé du Noir ? On ne tarda pas à faire du cancer une nouvelle maladie dite « de civilisation ». C'était la maladie des gens « aisés et insouciants qui mangent en général plus qu'ils ne devraient [32] ». Le professeur Richard Doll, dans l'un de ses premiers livres sur la prévention du cancer publié en 1967, évoquait de façon extrêmement précise les causes de cette maladie – à l'époque, il n'employait pas encore le mot « cause » : « L'exposition de la peau au soleil, la mastication de différents mélanges de tabac, de bétel et de citron vert, l'usage du tabac, la consommation d'al-

* Entretien donné au *Sunday Times Magazine* en 1989 par un professeur d'épidémiologie clinique, véritable autorité, par ailleurs, en matière de facteurs de risques cardio-vasculaires.

cool, les rapports sexuels et le manque de propreté corporelle sont, d'une façon ou d'une autre, toujours liés au développement du cancer [33]. » Étrangement, il ne mentionnait pas le régime alimentaire qui, selon divers experts aujourd'hui, expliquerait jusqu'à 80 % des cancers – au fond tous ceux qui ne sont pas dus au tabac. Le disciple de Doll, Richard Peto, écrivait en 1979 : « La majorité, voire la totalité, des cancers ont leur cause dans les habitudes sexuelles, le tabac et le régime alimentaire [34]. » Mais pour quelle raison l'alcool n'était-il pas cité ? Pour Wynder et Giori, deux épidémiologistes américains, la majorité des cancers étaient liés au style de vie, notamment au tabac, à l'alcool, à l'excès de chauffage, à la pollution industrielle. Rien sur le sexe [35] ?

On trouve enfin, dans le programme d'un colloque sur la prévention du cancer, mis sur pied par les organismes officiels britanniques compétents et co-patronné par les services de la bureaucratie européenne chargés des questions de santé, les causes du cancer ainsi résumées : « En 1986, un rapport commandé par la Commission européenne a montré qu'un tiers de tous les décès par cancer peut être attribué à la cigarette, un tiers au régime alimentaire et à la consommation d'alcool, et un autre tiers à d'autres facteurs, comme les pratiques sexuelles ou de reproduction et les activités professionnelles. » Cette façon de voir rappelle étrangement les avertissements proférés un siècle plus tôt par les disciples de Graham. Que tout cancer soit le résultat d'une activité qui ne comportait pas de caractère obligatoire, et l'on saute bien vite à la conclusion que le malade ne peut s'en prendre qu'à lui-même. On meurt d'une conduite malsaine mais librement choisie, on meurt de son inconduite.

Le passage de la théorie à la pratique pose pourtant quelques problèmes. On pouvait lire sur un graffiti : « Je ne fume ni ne bois. Je ne sors pas tard, je ne couche pas avec des filles. Mon régime est sain et je fais régulièrement de l'exercice. Tout ça va changer quand je sortirai de prison. » La Rochefoucauld disait simplement : « C'est une ennuyeuse maladie que de conserver sa santé par un trop grand régime. »

II – LA MANIE DE LA FORME

Le besoin d'exercice est une superstition moderne inventée par des gens qui mangeaient trop et ne pensaient à rien. La gymnastique ne fait pas vivre mieux et ne rend pas utile.

Georges Santayana

La mort du philosophe à l'âge de quatre-vingt-dix-neuf ans donne du poids au propos. Dans le passé, le sport était tenu pour une diversion plaisante, une activité sans objet, un passe-temps agréable pour l'*homo ludens*. À l'origine, le terme anglais « sport » signifiait « distraction », « badinage », « divertissement », ce qui indiquait bien l'idée d'une récréation sans conséquence. Robert Burton consacre un chapitre entier à l'exercice dans *The anatomy of melancholy*. Mais il inclut bien des activités que nos manuels de mise en forme ignorent. Sans négliger l'exercice mental, Burton cite la chasse au faucon, au gros gibier et au gibier à plume – au fusil, à la glu, au filet, au piège, à la ficelle, aux appâts, à la fosse, au sifflet, à l'appel et aux appeaux, à cheval, aux chiens d'arrêt, etc. – la pêche, le jardinage, le labourage, les jeux de balle, l'équitation sur de grands chevaux, la marche dans les vergers, la visite aux amis et la promenade en ville, la sortie en musique sur une barque par une belle soirée, le chant, la danse et d'autres distractions physiques plaisantes et agréables.

Ce n'est que tardivement que les médecins se sont

intéressés aux activités sportives. Souvent avec quelque appréhension de leurs dangers. En 1895, le professeur parisien Germain See concluait, après une étude attentive, que les enfants de moins de douze ans ne devaient pas faire de bicyclette. Au-delà, le cyclisme pouvait à dose modérée être recommandé pour traiter la neurasthénie. Un spécialiste des désordres nerveux et mentaux, G. H. Hammond, s'inquiétait du développement anormal des mollets des mordus de bicyclette. Le rédacteur en chef du *Provincial Medical Journal* liait « le regard curieusement angoissé » des jeunes cyclistes « à l'effort trop grand, demandé au cœur et aux poumons [...], qui peut conduire à une mort presque immédiate ou à une longue maladie [36] ». L'autre source d'inquiétude concernait les organes pelviens, chez la femme notamment * : « La selle est dangereuse, physiquement et moralement pour la femme. Les tissus sensibles sont soumis à une pression dont les effets néfastes ne peuvent encore être évalués. La pression et la vibration de la selle peuvent par ailleurs agir comme excitant sexuel [37]. » On attribuait également « la multiplication spectaculaire des appendicites ** dans la population féminine au golf, au cricket, à la bicyclette et aux autres sports d'extérieur [38] ». On prévenait encore les femmes du risque qu'elles couraient de contracter « la main du cycliste ***, plate au centre, gonflée sur les côtés, boursouflée, avec les doigts déformés [39] ».

Un médecin **** diagnostiqua plusieurs cas de femmes chez qui la bicyclette provoquait des irrégularités cardiaques, de l'anémie et des troubles menstruels. Il ne doutait guère, par ailleurs, que le bec de la selle ne soit une source d'excitation sexuelle [40]. Pour un autre spécia-

* Docteur Theresa Bannan, dans le *New York Medical Record* de 1895.

** Communication du docteur Joseph Price devant la Philadelphia County Medical Society, 1901.

*** Éditorial du *Medical Press*, 1901.

**** Docteur H. Macnaughton-Jones.

liste des maladies féminines *, quelques femmes pouvaient bien profiter de ce nouveau jouet, mais « les plus âgées, proches de la ménopause, devaient regarder ce type d'exercice avec la plus grande circonspection ». La littérature médicale fourmille d'exemples sur les dangers de la bicyclette : goitre, dilatation du cœur, dysenterie, appendicite, démence, crises d'épilepsie, etc. [41]. La dernière addition à ce cortège de maux a été trouvée il y a quelques années par le *Journal of the Royal College of Physicians*. Six cas de mélanomes cancéreux, dont cinq chez des femmes, ont été constatés chez des patients qui, de leur jeune temps, avaient fait de la bicyclette en short [42].

Les exercices plus doux n'ont pas échappé à la censure médicale. Dans les années 1890, on tenait le piano pour responsable de l'hyperexcitabilité des filles. Pas moins de 12 % des six mille petites filles suivies dans la province indienne de Goa souffraient d'affections liées au piano. Ces risques étaient d'ailleurs inutilement courus, jugeait le rédacteur en chef du *Provincial Medical Journal*, puisque le jeu des jeunes filles dépassait rarement le stade de la médiocrité [43]. Le patin à roulettes a pareillement subi la réprobation du corps médical. Un certain docteur Hill, après avoir soigneusement étudié le sujet, concluait que le patinage développait les prédispositions latentes aux maladies. Le cas le plus coriace d'anémie qu'il ait rencontré était dû au patinage. La leucorrhée était une autre complication dont les filles « reconnaissaient » les premières qu'« elle était aggravée par un exercice physique même limité [44] ».

Pour les moralistes, en revanche, la forme physique était un devoir patriotique et racial. Le président J. F. Kennedy s'inquiétait : « Une mollesse grandissante, une forme physique déclinante, voilà ce qui menace notre sécurité. » Pour retrouver « le punch et la force nécessaires à la défense de la liberté », l'accent devait être mis

* Docteur J. W. Ballantyne.

sur l'exercice physique. Dans les pays communistes, le sport relevait de la propagande politique et l'éducation physique devint ainsi une matière universitaire avec chaires pour conférenciers et professeurs « enseignant » cette matière. Des démonstrations de gymnastique de masse rassemblant des dizaines de milliers de fourmis humaines furent organisées tous les ans. Elles glorifiaient la santé, la beauté et la victoire de la classe ouvrière sur ses oppresseurs.

En Grande-Bretagne, cette frénésie de la forme était apparue avant la Seconde Guerre mondiale. Ann Karpf en a partiellement retracé l'histoire [45]. Les émissions de la BBC sur la santé datent de 1927. La Ligue des femmes pour la santé et la beauté, qui comptait quatre-vingt-dix mille adhérentes en 1936, visait à promouvoir « la santé de la race qui mène à la paix ». Des séances matinales de poids et d'haltères ont été programmées sur la BBC à partir de 1939. Pour ses partisans, la forme physique comportait un avantage militaire d'autant plus important que le pays était en situation de crise économique, souffrait de malnutrition et subissait le chômage.

L'histoire du jogging est particulièrement instructive en ce qu'elle illustre bien l'imbrication des préoccupations hygiénique, morale et politique. Dans les années soixante, les États-Unis traversaient une crise morale : guerre du Viêt-nam, troubles raciaux, pauvreté croissante, effondrement du sens civique et du bel optimisme américain. Muriel Gillick a montré que le souci de la forme fut d'abord celui des autorités militaires. Le Comité national pour la forme physique créé en 1943 au sein du Bureau de la Défense se préoccupait de la condition physique des conscrits [46]. Mais dans les années soixante, l'Amérique voulait davantage que des conscrits en forme. Elle avait besoin d'un renouveau spirituel, elle demandait à sentir la force de la patrie, à croire en un avenir sain. Le régime et le jogging pouvaient y suppléer. Les classes moyennes blanches soucieuses de promotion sociale furent particulièrement séduites. Elles trouvèrent dans le jogging un moyen « d'atteindre un potentiel spirituel et intellectuel maximal ». Le *Complete Book of Running* de James Fixx, publié en 1977, fut un best-seller vendu à plus d'un million d'exemplaires. Le livre promettait au lecteur une santé et un bonheur au-delà de « tout ce que l'on a jamais pu imaginer ». Après avoir joggé pendant quelque vingt années, à raison de seize kilomètres par jour, Fixx est tombé mort en 1984 alors qu'il effectuait son parcours quotidien. Il avait cinquante-deux ans ; mais la folie du jogging ne pouvait plus être contenue.

Certains médecins allèrent plus loin que Fixx. Aux Jeux olympiques de 1972, l'Américain Frank Shorter gagne le marathon. La même année, un médecin du nom de Bessler * affirme que courir le marathon protège totalement contre l'athérosclérose et les maladies cardio-vasculaires. La profession médicale reprend rapidement cette affirmation et, de 1973 à 1978, on voit, à son invitation les patients victimes d'infarctus du myocarde se lancer dans le marathon. Certains journaux médicaux commencent pourtant à signaler le cas de coureurs morts à l'entraînement, probablement d'une crise cardiaque. Bessler s'accroche à sa théorie et persiste : « Tant que l'autopsie ne montrera pas d'athérosclérose fatale aux coureurs de marathon, il paraît raisonnable de conseiller cette pratique pour éviter la maladie [47]. » Les cardiologues du Groote Schuur Hospital du Cap devaient rapidement fournir les preuves manquantes : cinq coureurs de marathon étaient morts de maladies cardio-vasculaires aux âges de quarante-quatre, quarante et un, trente-huit, trente-six et vingt-sept ans [48]. « L'" hypothèse du marathon ", comme on l'a appelée, est exemplaire. Elle montre à quel point on peut écarter le simple bon sens, lorsqu'on a décidé de prendre ses désirs pour la réa-

* Thomas J. Bessler, pathologiste californien et coureur de marathon.

lité. La cause la plus fréquente de mortalité chez les joggers et les coureurs de marathons est bien l'accident cardio-vasculaire [49]. »

Est-ce par manque d'éducation classique que les médecins ont négligé Pheidippidès, le premier « coureur de marathon » ? En 490 avant J.-C., l'homme avait couru de Marathon à Athènes pour prévenir les Athéniens de la défaite perse. Il tomba mort après ces mots : « Réjouissez-vous, nous avons gagné. » La légende veut qu'il se soit arrêté à une dizaine de kilomètres d'Athènes, à Psychico, aujourd'hui faubourg d'Athènes, pour reprendre son souffle devenu court. Négligeant l'avertissement, comme beaucoup de coureurs, il courut à sa mort.

La course annuelle Morat-Fribourg en Suisse commémore un événement moins connu mais du même ordre. En 1476, un soldat suisse courut dix-sept kilomètres pour annoncer la victoire de l'armée suisse sur Charles le Téméraire. Ayant fait part de la bonne nouvelle, il s'effondra et mourut sous un citronnier en pleine place de Fribourg [50]. Il y eut au moins un autre marathonien pour rivaliser avec Pheidippidès. Il avait fait imprimer sur son tee-shirt : « Vous n'avez pas bien couru le marathon si vous ne tombez pas mort à l'arrivée-Pheidippidès *. » Cet homme est mort à quarante-neuf ans en franchissant la ligne [51]. Le *British Medical Journal*, de son côté, rapportait en 1985 le décès d'un médecin généraliste « qui avait voué sa vie à la santé positive – il courait le marathon de Manchester ». Sa mort soudaine à l'âge de quarante-cinq ans en était « d'autant plus inattendue » [52].

Joggers et marathoniens, en particulier, courent de graves risques de blessures ou d'invalidité chronique. Environ 10 % des joggers ont un jour ou l'autre une blessure nécessitant une intervention médicale. Quelque vingt millions de blessures sportives ** sont traitées

* Selon le docteur Colt, dans le *New England Journal of Medicine*.
** Selon Barsky, dans W*orried Sick*.

chaque année aux États-Unis [53]. En Grande-Bretagne *, le chiffre est d'environ un million et demi, ce qui provoque cinq millions et demi de journées d'arrêt de travail [54]. Un rapport néerlandais ** sur les priorités en matière de santé concluait sagement qu'il est difficile de décider si la pratique du sport augmente ou diminue les dépenses médicales [55].

En 1985, un cardiologue américain *** estimait à quarante mille le nombre d'Américains mourant lors de séances de culture physique [56]. Certes, les médecins pourraient préconiser l'instauration d'un feu vert médical pour tout candidat au jogging mais, outre les difficultés d'application, les résultats des tests d'effort ne sont clairement pas fiables. Un dépistage de masse de millions de joggers coûterait très cher. Aux États-Unis, un tel coût est estimé à deux milliards de dollars par an. N'est pas pris en compte le traitement des anomalies subcliniques révélées par les tests et évalué, lui, à onze milliards de dollars supplémentaires. Est également exclu le coût non mesurable des décès provoqués par les pratiques invasives de diagnostic [57].

L'absurdité du temps perdu à essayer par le jogging de vivre plus vieux a été soulignée par un adolescent de quinze ans dans une lettre au *Times* : « Sur l'enthousiasme actuel pour le jogging, puis-je faire remarquer que celui qui couvrirait quinze kilomètres par jour aurait, à l'âge de quatre-vingts ans, passé environ neuf années de sa vie à courir. Cela en vaut-il la peine ? »

Dans son émission Bulletins d'Amérique réalisée pour la BBC, le journaliste Alistair Cooke avait lu la lettre et ajouté : « Voilà résumée en quelques mots toute l'absurdité d'une tentative qui raccourcit la vie en voulant la prolonger [58]. » Un simple calcul montre d'ailleurs que

* Lettre de Joe Nicholl au *British Medical Journal.*

** *Dunning Report*, 1992.

*** Henry Salomon.

regarder la télévision trois heures par jour pendant soixante-dix ans raccourcit pareillement la vie de neuf années supplémentaires.

On a pu écrire du marathon de Londres où l'horreur des réjouissances de masse se mêle à l'oppression du fascisme de la santé, qu'il rassemblait, condensées en une seule image, les plus grandes sottises et les pires dangers de l'époque [59]. Déjà dans la première épître à Timothée, saint Paul écrivait : « Exerce-toi à la piété. Les exercices corporels ne servent pas à grand-chose » (Timothée 7,8). L'expression *mens sana in corpore sano* était un vers de Juvénal, non un précepte médical. On ne peut qu'approuver ceux qui, disposant d'un esprit et d'un corps sains, sont décidés à les préserver par des exercices physiques et mentaux. L'utilité de tels exercices n'est pas contestée. On fait bien prendre de l'exercice aux prisonniers, aux chevaux et aux chiens. Mais qu'une activité naturelle et spontanée, comme se déplacer pour son travail et ses loisirs ou bien prendre part à différentes activités sportives ou divertissantes, devienne matière à ordonnance, que l'absence d'exercice soit médicalement perçue comme un « facteur de risque » pour une mort précoce... *caveat emptor*.

III – L'OBSESSION DU RÉGIME

Le mot « diète » vient du grec où il signifie mode de vie. Ce sens a été conservé en vieil anglais où il désigne une façon de vivre et de penser. Nous sommes aujourd'hui revenus au sens premier. Quand un gouvernement parle de la diète ou du régime d'une nation, il vise autre chose que la barre de chocolat ou le cornet de frites auxquels on renonce. Il fait entendre que la voie du bonheur et de la santé est réservée à ceux qui modifieront leurs habitudes pour adopter un régime sain. Thomas Jefferson, le grand président libéral des États-Unis, l'avait pourtant fait remarquer : qu'un gouvernement vienne à se mêler de la diète des populations, et les corps s'en trouveront aussi tristes que les âmes.

Dans l'esprit des gens, le mot « régime » évoque la privation. Les criminels suivent un régime carcéral, les patients un régime médical. John Harvey Kellogg estimait que « la dégénérescence des nations qui jadis gouvernaient le monde avait débuté avec le régime de la débauche ». Nombre de dictateurs ont eu la même idée. Le manque de ressources alimentaires en Chine a conduit Zhao Ziyang à mettre la population au régime « sain » : moins de viande, de poisson et d'œufs. Le dictateur roumain Ceauşescu disait en guise d'avertissement que trop manger constitue une sérieuse menace pour la santé.

Le régime et le plaisir de manger sont deux choses différentes. Un gastro-entérologue ne connaît pas mieux la gastronomie qu'un gynécologue les amours de Tristan et d'Iseult. D'éminents épidémiologistes prétendent que désormais 85 % des cancers au moins sont liés à ce que l'on mange. D'autres croient avoir établi un lien entre l'alimentation et les maladies du cœur, du foie, des reins, du cerveau, de l'intestin, etc. Ces informations inquiètent ceux qui se mettent à table. Certains renoncent même à manger. Les médecins tentent alors de trouver un régime qui permette d'éviter la mort par sur-alimentation et la mort par sous-alimentation. Leur règle est simple. C'est bon ? Proscrivons ! C'est fade ? Prescrivons !

Les philosophes aussi s'inquiètent du régime. « Évite les haricots » *(kuamoi apekhesthai)*, disait fort sérieusement l'école pythagoricienne. Les commentateurs hésitent sur le sens à donner à cette interdiction. Avertissement contre les excès sexuels – *kuamoi* voulant aussi dire testicules ? Déplaisir de Pythagore incommodé par les pets de ses élèves ? Jonathan Swift, comme Plutarque et Cicéron, ont retenu la seconde explication. Dans ses conseils à un jeune couple, Swift écrivait :

> « À des aliments sains le disciple consent / Il évite ceux-là qui lui donnent des vents. / Le sage de Sames a donné ce message / Lorsqu'il a écarté du haricot l'usage. »

Quant aux prêtres, s'ils s'inquiètent d'abord du salut de l'âme, leurs ordonnances rejoignent souvent celles des médecins. On renonce aux friandises et à la viande, on jeûne lorsque l'on se repent de ses péchés. En Irlande, au cours de l'été 1985, lorsque des pluies exceptionnelles ont menacé l'existence des fermiers, le cardinal O'Fiaich a demandé que l'on prie. Mais il a également pressé ses fidèles à consentir à un sacrifice personnel : moins de tabac, d'alcool, de distractions, et le jeûne ! Renoncer aux plaisirs pour détourner la colère divine rappelle de façon frappante les recommandations des puritains de la médecine pour lesquels les « maladies du monde civilisé » peuvent être écartées si l'on exclut le tabac, l'alcool, le sexe en dehors du mariage, si l'on adopte un régime strict sans viande rouge, beurre, sel, sucre ou œuf. Dans l'Ecclésiastique (37, 30-31), on lit : « Trop manger est malsain et l'intempérance provoque les coliques. Beaucoup sont morts pour avoir trop mangé. Celui qui se surveille prolonge sa vie. » Cet avis sensé est disponible depuis des siècles. Mais il reste trop vague pour servir de fondement à la carrière du formateur de santé. Pour être « scientifique », le conseil alimentaire doit reposer sur des interdictions et des recommandations précises, étayées par des statistiques et cautionnées par des sommités universitaires. Il doit être exprimé dans un jargon spécifique où il est question de « risques relatifs » et de « facteurs de risque ». On doit modérément faire preuve de « modération en toutes choses ». La différence entre la modération et l'excès est de celles qui distinguent l'ampoule de quarante watts du soleil méditerranéen. Il y a des gourmands qui survivent à leurs excès. Les végétariens n'évitent pas le sort réservé à toute créature charnelle. Il y a des périodes où la mise au régime s'impose, comme au lendemain des fêtes de Noël. Invité à dîner à un moment inopportun, Mark Twain déclina : « Je ne peux pas. Je suis en famille, avec trois semaines de dîners non digérés dans l'organisme. Je vais rester couché dans mon coin, jeûner et me purger jusqu'à ce que j'accouche. Lui donnerai-je votre nom ? »

Profiter de la vie tant qu'elle dure, cette conception médiévale a progressivement été remplacée par une vision plus puritaine du corps qui fut, au XVIIe siècle, promulguée par les réformateurs de la santé. La vogue végétarienne se développa au XVIIIe siècle, mêlée de néo-platonisme mystique [60]. La philosophie qui aux XIXe et XXe siècles sous-tend les réformes en matière de santé d'un Graham, d'un Alcott, d'un Kellogg relève pour certains d'un arminianisme physique selon lequel le salut du corps peut être obtenu par qui se bat pour l'assurer : une vie prudente permet d'éviter la maladie et la mort [61]. Le physique du disciple de Graham était moqué : « Une vessie gonflée dont un peu d'air se serait échappé, gentiment chiffonnée et fripée, des yeux en veilleuse comme une lampe qui ne disposerait que d'un minimum de combustible. Il me faisait penser à une paire de pincettes de cuisine : tout en jambes, un tronc étroit et une tête ; une sorte de jars pendu, éviscéré, aussi creux qu'une canne de bambou et deux fois plus jaune [62]. » Graham lui-même n'a pas vécu vieux ; il est mort à cinquante-sept ans. Son élève, le docteur William Alcott (1798-1859) ajoutait son savoir de médecin aux intuitions du maître lorsqu'il décrivait l'intérêt du son mélangé aux légumes ou les dangers du tabac, de l'alcool, des épices, du sucre, du café, du thé et du sexe. Alcott a été l'un des membres fondateurs de la société végétarienne américaine *.

On trouve de tout chez les végétariens. Certains sont vraiment normaux, ils n'aiment simplement pas la

* Il a également fondé le magazine *The Moral Reformer*.

viande. D'autres évitent la viande pour des raisons religieuses ou morales. La viande allumerait ainsi les passions animales. Un sous-groupe croit qu'un régime végétarien les fera vivre plus longtemps. Les défenseurs de la cause animale ont horreur de consommer la viande de cadavres assassinés. Pour J. B. Morton, du *Daily Express* : « Les végétariens ont des yeux méchants et fuyants. Leur rire est froid et calculateur. Ils pincent les petits enfants, volent les timbres, boivent de l'eau et portent la barbe. » Les maniaques de l'alimentation appartiennent à tant d'écoles différentes que leur liste emplirait une encyclopédie avec des exemples allant de A à Z. Voici les mangeurs d'ail moqués par Sir John Harington, l'inventeur de la chasse d'eau : « Puisque l'ail sauve de la mort, n'y renoncez pas, même s'il donne mauvaise haleine. N'ayez pas le mépris de ceux qui estiment qu'il ne sert qu'à faire ciller, boire et prier. » On vient tout juste de découvrir à l'ail un dernier pouvoir magique, celui de prévenir les crises cardiaques. Les lubies alimentaires ne frappent pas seulement les esprits simples. Dans un billet d'humeur publié par le *Journal of the American Medical Association*, un cardiologue raconte l'histoire touchante de sa fille Ariel âgée de quatre ans, surprise comme une voleuse près du réfrigérateur où se trouvait la crème glacée achetée par sa grand-mère. « Elle savait, pour l'avoir entendu dire autour d'elle, qu'il fallait éviter les aliments riches en graisses saturées et en cholestérol. » Elle se sentait coupable. Et le père de se sentir coupable de ce que son enfant se sentait coupable. Et de s'en vouloir au même moment de ne pas avoir encore fait évaluer son taux de cholestérol, mais de se rassurer en se disant que « les experts n'étaient toujours pas d'accord sur l'âge auquel on doit faire dépister les petits enfants ». Pauvre Ariel [63] !

La résistance de l'homme est étonnante. Un certain Stefansson, qui s'est nourri exclusivement de viande pendant les neuf années qu'il a passées en Arctique, a vécu jusqu'à quatre-vingt-deux ans et publié son vingt-troisième et dernier livre à l'âge de quatre-vingts ans *. La variété des coutumes alimentaires est également merveilleuse. L'ordinaire de l'un est le poison de l'autre. De même que le sexe est plus qu'un instinct de reproduction, manger est plus qu'un instinct de survie. Le plaisir de l'un sera la perversion de l'autre. Certains l'aiment chaud, d'autres cru. Si grandes sont les différences de palais, écrit Burton dans *The anatomy of melancholy*, que chaque homme devrait être une loi à soi seul. Tibère avait raison de se moquer des adultes en quête de conseils alimentaires. Proposer à l'ensemble d'une population des conseils généraux en matière d'alimentation, que l'initiative en revienne aux ministères de la santé, aux gouvernements ou à l'OMS, est aussi ridicule que d'indiquer le vent sans connaître le port.

En matière de santé, le public se heurte tous les jours au barrage des fausses certitudes complaisamment diffusées par des médias qui fouillent les ouvrages médicaux à la recherche de nouveaux « coups » diététiques. Contre le cancer, mangez des brocolis ! Prévenez la crise cardiaque en renonçant au sel ! Mangez de la paille effilée, elle augmente le volume de vos selles et vous protège du cancer du côlon ! Vous êtes enceinte ? Évitez le pâté de foie. « Les paniques et les lubies en matière de santé et d'alimentation changent si vite que le " mangeur sain " a du mal à suivre [64]. »

En 1878, un célèbre médecin londonien ** écrivait dans son journal que le prix du beurre, décourageant les consommateurs, constituait l'une des principales causes de tuberculose. Selon lui, le gras du bacon était excellent pour le travail intellectuel intense. Il en prenait d'ailleurs au petit déjeuner avant d'aller voir ses malades et de faire

* Cité par Michael Tracey, président de la Société australienne de biochimie.

** Sir Thomas Lander Brunton, rédacteur en chef du *Practitioner*.

cours. Il citait également un cas de dépression guérie lors d'un voyage en Irlande par un régime à base de viande grasse et de whisky. Personnellement le bacon ne lui a pas mal réussi puisqu'il est mort en 1916 à l'âge de soixante-douze ans [65].

Entre 1930 et 1950, la profession médicale continuait de recommander les régimes riches en graisses. C'est autour de 1950 que le gras du lait et de la viande est mis en cause dans les maladies cardiaques. Pourtant aux États-Unis, seize ans plus tard, l'Académie nationale des sciences et le Conseil national de la recherche affirmaient encore dans un rapport sur les graisses alimentaires et la santé que les preuves étaient toujours insuffisantes pour garantir le bénéfice d'une baisse drastique des matières grasses dans l'alimentation. Le rapport s'inquiétait, en outre, des effets « imprévisibles et peut-être nocifs » d'une telle réduction [66].

Nous n'avons pas, depuis 1966, réuni de nouvelles preuves nous permettant de revenir sur ce sage conseil. Ce qui a changé, c'est l'empressement mis par les différents comités d'experts à diffuser des directives que les observations ne justifient pas, lorsqu'elles ne les remettent pas en cause. À titre d'exemple, en 1970, un groupe d'experts américains conduit par l'infatigable leader des campagnes anti-cholestérol, Jeremiah Stamler, faisait paraître des recommandations à l'usage de tous les Américains – nourrissons, femmes enceintes et personnes âgées compris – enjoignant de renoncer au beurre, au jaune d'œuf, au bacon, au saindoux et à la graisse de rognons [67]. Du jour au lendemain, les aliments furent répartis en bons et mauvais, sains et malsains. Malgré l'absence de toute preuve indiquant qu'un tel régime prolongeait la vie, l'American Medical Association fit siennes ces consignes. Il y eut quelqu'un pour faire remarquer que « recommander une pareille modification des habitudes alimentaires, mettant à l'écart des aliments aussi nourrissants que le beurre, les œufs, le lait entier, les fromages et la viande de bœuf, frôlait l'inconscience et sentait son imposture médicale [68] ». Le même critique prédisait, à juste titre, que « cette technique d'intimidation utilisée par les apôtres du faible taux de cholestérol allait produire des hypocondriaques terrorisés devant de sains aliments ». De fait, on éprouve désormais une peur panique devant toutes sortes d'aliments et de boissons ordinaires. Citons pour l'exemple le cas de cet otage américain lors de la guerre du Golfe qui, laissé deux jours sans manger, yeux bandés et menottes aux poings, refusa le thé que lui proposaient enfin ses ravisseurs arabes sous prétexte qu'il contenait de la caféine [69].

En 1976, deux éminentes institutions britanniques *, suivant l'exemple du dirigisme alimentaire à l'américaine, ont publié à l'usage des consommateurs des recommandations à peu près similaires [70]. On conseillait de ramener la part des matières grasses à 35 % de l'apport énergétique total, chiffre que rien ne permet de justifier. À la même époque, l'étude dite des « Sept pays » qui fournissait le principal argument aux tenants de l'hypothèse lipidique passait à tort pour prouver le rôle néfaste du cholestérol dans les maladies cardio-vasculaires. Car là où le taux d'accidents cardiaques était le plus faible, en Crète par exemple, les matières grasses représentaient 40 % de l'apport calorique, comme au Royaume-Uni [71]. Aux Pays-Bas où l'espérance de vie est l'une des plus longues en Europe, le pourcentage de calories provenant des graisses atteint même le chiffre stupéfiant de 48 % [72]. Chez les Massaïs d'Afrique-Orientale, la part est de 66 % ; pourtant le cholestérol sanguin y est très bas et les cas d'athérosclérose rares [73].

De même, le conseil d'innombrables comités qui souhaitent porter à 10 % de l'apport calorique total la part des matières grasses polyinsaturées ne repose sur

* Le British Royal College of Physicians et la British Cardiac Society.

aucun fondement permettant d'espérer le moindre bénéfice pour la santé. Bien au contraire, à doses trop fortes, les acides gras polyinsaturés sont potentiellement cancérigènes. Dans l'étude des « Sept pays », le taux le plus faible de maladies cardiaques a été relevé dans des populations où la part des acides gras polyinsaturés oscillait entre 3 et 7 % [74]. En outre, réduire l'apport calorique des acides gras, de 40 % aujourd'hui à 30 ou 35 % – certains enthousiastes proposent 25 % – reviendrait à ramener la consommation au niveau qui fut celui des bas quartiers de Glasgow il y a un demi-siècle [75]. C'était l'époque où le corps médical invitait la population à manger davantage de beurre, d'œufs, de viande et à boire beaucoup de lait.

Deux chercheurs ont encore défendu, mais de façon tout à fait déroutante cette fois, la diminution de la consommation de matières grasses et des calories. Selon eux, le surpoids serait mauvais pour la santé de l'individu mais aussi pour l'économie mondiale. Puisque 16,5 % de l'énergie américaine en 1974 a été dépensée à la production et à la consommation alimentaire, ramener tous les Américains à leur poids idéal permettrait d'économiser l'équivalent de 160 000 milliards de BTU *(British Thermal Units)*, soit, en termes plus clairs, l'énergie équivalant à six milliards de litres d'essence pendant la période de régime, puis à trois milliards cinq cents millions de litres par an. Une telle « économie » suffirait, d'après nos auteurs, à faire face aux besoins énergétiques de vingt millions d'Indiens [76].

À la fin des années quatre-vingt, des comités du monde entier s'accordaient sur la formule du « bon » régime : matières grasses réduites à 30 % réparties équitablement en saturées, monoinsaturées et polyinsaturées ; cholestérol alimentaire inférieur à trois cents milligrammes par jour ; sel limité à trois grammes par jour. Le chiffre magique trois rappelle les *Contes* de Grimm ! Ces recommandations ont été adoptées et diffusées sans que les études de population aient prouvé leur intérêt.

Comme le soulignait Ahrens, les seules études disponibles à l'époque, le *Los Angeles Veterans Trial* et le *Finnish Mental Hospital Trial*, qui d'ailleurs n'avaient constaté aucun effet positif, suivaient d'autres régimes. Autrement dit, on recommandait au pays d'adopter un nouveau régime qui n'avait pas fait ses preuves, sur la base de résultats incertains obtenus lors d'essais menés sur d'autres régimes [77] ! Il faut croire que le Comité spécial du Sénat américain sur les besoins nutritionnels est une instance trop prestigieuse pour que de simples mortels ou même de simples médecins puissent en contester les conclusions. Son rapport *Dietary goals for the United States* * a ainsi pu servir de modèle à d'autres pays [78].

Un vent de panique s'est levé lorsque ce même Comité a prétendu que le régime suivi par les Américains « constituait une menace de santé publique comparable au tabac », avec lequel il pouvait désormais rivaliser pour le titre d'ennemi public n° 1 : « Sur les dix principales causes de mortalité aux États-Unis, six devaient être reliées au régime alimentaire. » Bref, qui mange meurt.

Alfred Harper est l'un des rares à avoir osé critiquer le rapport du Comité spécial. Il faisait remarquer que les recommandations contenaient les conclusions indues de recherches insuffisantes et sans pertinence. Les directives ressemblaient, selon lui, aux conseils de loufoques et de maniaques promettant de guérir les maladies qu'ils ne comprennent pas par la magie de leur esprit [79]. Harper, professeur respecté de biochimie et de nutrition, était stupéfait que l'on puisse recommander le même régime à tous les Américains « sans tenir compte de leurs problèmes de santé, sans se soucier qu'ils soient malades ou bien-portants ». Comme l'écrivait Henri de Mondeville dans son livre sur la chirurgie : « Quiconque pense que la même chose puisse convenir à tous est un grand sot. La médecine ne s'occupe pas de l'humanité en général mais

* Objectifs nutritionnels pour les États-Unis.

de chaque individu en particulier [80]. » Mondeville ne pouvait pas prévoir que, sept cents ans plus tard, les patients seraient des populations entières prises au jeu de l'uniformité alimentaire.

En octobre 1981, les docteurs Jeremiah Stamler et John Forquhar débarquent à Londres et, depuis leur ambassade, lancent à l'Angleterre un message d'avertissement. L'Angleterre doit sortir de sa torpeur, se soucier des innombrables victimes que font les maladies cardiaques. Qu'elle prenne exemple sur les États-Unis ! L'idée était celle d'un *blitzkrieg* mené à grand renfort de messages publicitaires diffusés à la télévision, de films, de livres indiquant comment se protéger, et de tracts déversés en pluie sur le pays. Plus de cent mille vies pourraient ainsi être sauvées chaque année [81]. Dix ans plus tard, la même atmosphère de *blitzkrieg* prévaut dans les cénacles préventionnistes. Le *Wall Street Journal* commentait ainsi la campagne orchestrée conjointement par l'American Medical Association, les sociétés pharmaceutiques, l'industrie alimentaire et certaines personnalités de la télévision : « De février à juillet [1989], le public et les médecins seront assaillis de publicités, de brochures et de programmes TV. Un livre sur la réduction du cholestérol sera largement diffusé. Il faut établir un pont entre l'inquiétude suscitée par le cholestérol ou les maladies cardiaques et les produits et services médicaux correspondants [82]. »

Dans *Heart Failure* [83], le journaliste d'investigation T. J. Moore a décrit dans une brillante analyse le commercialisme croissant et les liens étroits de la profession médicale avec les industries pharmaceutique et agroalimentaire. Mais tout cela n'explique qu'en partie la cholestérolomanie. L'aveuglement profond et l'héroïsme zélé des évangélistes de l'alimentation, combinés à leur totale incompréhension de l'idée de preuve scientifique, sont peut-être des facteurs plus importants encore. Un examen critique de l'hypothèse lipidique des maladies cardio-vasculaires laisse apparaître le nombre d'incertitudes et de divergences qui subsistent. Il n'est toujours pas démontré que le régime recommandé fasse baisser de façon significative le cholestérol sanguin, que le risque d'accidents cardio-vasculaires soit réduit par la baisse du taux de cholestérol sanguin [84] et, enfin, que le régime proposé soit exempt à long terme d'effets indésirables [85].

L'éditorial qui accompagnait la conférence consensuelle du NIH * sur la réduction du cholestérol sanguin [86] illustre la confusion d'esprit qui prévaut lorsqu'il s'agit de lier maladie cardiaque et alimentation [87]. L'éditorialiste commençait par l'admettre : « Reconnaissons que nous ignorons encore la ou les cause(s) de l'athérosclérose [et] qu'il est difficile d'un point de vue strictement scientifique d'accepter l'existence d'une preuve établissant de manière irréfutable l'effet positif d'une réduction faible ou modérée de l'hypercholestérolémie. » Il adoptait pourtant, dans la suite de l'article, une position consensuelle : « La matière grasse de votre alimentation ne devra pas représenter plus de 30 % (voire 20 %) des calories totales. Les graisses saturées devront être inférieures à 10 % (voire à 6 ou 8 %). » De leur côté, les experts du consensus « ne doutaient pas que des modifications alimentaires appropriées réduiraient le taux de cholestérol » et que ces changements apporteraient « une protection significative contre les maladies coronariennes ». Ce régime « devait être celui de tous les membres d'une famille âgés de plus de deux ans ». Autrement dit, en l'absence de toute preuve scientifique, les experts ne doutaient pas que le « consensus » en tiendrait lieu ; ils ne pouvaient imaginer que le rêve d'un si grand nombre ne rejoigne la réalité.

Lors d'une conférence, un responsable anglais de nutrition ** devait déclarer qu'il refuserait personnelle-

* National Institute of Health.

** Philip Payne, directeur du Département de nutrition humaine à la London School of Hygiene and Tropical Medicine.

ment de suivre ces recommandations qu'il tenait pour de gratuits conseils attribuables, au mieux, à un excès de zèle, au pire, à de l'impertinence. Il s'inquiétait cependant du mal que ce genre d'avis pouvait faire au grand public qui, incapable de juger du contenu scientifique du propos, allait s'inquiéter pour son alimentation. On peut avec ce chercheur se demander si ces activistes de la nutrition attendent « notre obéissance, indépendamment du bienfait escompté, ou s'ils cherchent un moyen de rendre le public encore plus dépendant des professions de santé [88] ».

Les complexités politiques et idéologiques liées à ce que Digby Anderson appelle fort justement le « léninisme alimentaire » ont été largement ignorées. Selon J. R. Kemm, nous devrions cesser de prétendre que la politique alimentaire n'est qu'une affaire de santé : « Les avocats du laisser-faire en matière de politique nutritionnelle soulignent, à juste titre, que les hypothèses qui étaient les politiques alimentaires sont toutes incertaines. » « Et même si les assertions des promoteurs de santé étaient vérifiées, ajoute-t-il, la gêne demeurerait puisque seule une minorité en profiterait, le plus grand nombre n'en retirant que des inconvénients [89]. »

L'une des caractéristiques des campagnes coercitives menées en matière d'alimentation est que personne ne demande au consommateur ce qu'il désire. Sans doute ne saurait-il pas ce qui est bon pour lui. En 1987, le journaliste B. Levin s'interrogeait dans les colonnes du *Times* sur la possible justification en pays libre de tout projet diététique que ce soit. Pourquoi ne pas s'en remettre à M. et Mme Dupont qui se trouvent justement avoir des exigences totalement différentes [90] ? Mais, insinuait malicieusement Levin, que chacun décide ce qu'il mange, et c'est la porte ouverte à l'anarchie ! Ne verrait-on pas certains prendre des œufs au bacon au petit déjeuner ? En vérité, ce que Kemm nomme les « inconvénients du plus grand nombre », des laissés-pour-compte de la modification alimentaire, pourraient bien aller au-delà du simple « inconvénient ». Faire baisser le cholestérol n'est pas nécessairement une bonne chose. On a pu récemment avancer avec quelque vraisemblance que, pour les personnes ayant un taux inférieur à 2,25 grammes par litre, la baisse pouvait entraîner une augmentation de la mortalité [91]. Il faut évidemment occulter cet aspect de la question ; la détermination du quidam à se mettre au « régime national » pourrait s'en trouver affaiblie.

Les principaux centres d'irréflexion diététiques en Grande-Bretagne sont connus par leurs sigles NACNE * et COMA **. En 1983, un rapport du NACNE qui n'était « pas destiné au public » mais fut néanmoins rapidement diffusé affirmait : « Les maladies cardiaques peuvent être évitées en limitant à 30-35 % la consommation de calories provenant des graisses [92]. » Aucune preuve n'était fournie à l'appui d'une telle affirmation. Il n'en existe d'ailleurs pas. Un an plus tard, reprenant la position du NACNE, le COMA insérait cette curieuse phrase dans son préambule : « Les observations faites [sur la relation entre régime alimentaire et maladies cardio-vasculaires] ne peuvent tenir lieu de preuve [93]. » C'est exact puisqu'il n'y a pas de preuve. Mais le COMA n'en a pas moins fait des recommandations à toute population de plus de cinq ans.

Certains ont souligné que les directives du COMA étaient scientifiquement indéfendables – mais apparemment politiquement arrangeantes – puisqu'il n'existait « aucun fondement rationnel permettant de conclure que la composition en acides gras du régime d'une population devait être modifiée ». Dans le même article, l'affirmation du caractère nocif des graisses animales était rangée au nombre des croyances folkloriques, au même titre que

* National Advisory Council on Nutrition Education.
** Committee on Medical Aspects of Food Policy.

l'idée largement répandue au siècle dernier que le « poisson était bon pour le cerveau [94] ».

Quel fut l'impact de ces campagnes nutritionnelles sur le taux de cholestérol de la population britannique ? Si l'on en croit les relevés nationaux, il semble qu'en dix ans, l'Anglais moyen ait réduit sa consommation d'œufs et de sucre ; qu'il mange deux fois moins de beurre et boive davantage de lait plus ou moins écrémé ; qu'il ait accru son apport en graisses polyinsaturées. Mais en dépit des efforts faits et malgré le lavage de cerveau subi, les Britanniques n'ont pu modifier leur cholestérol sanguin [95]. Cela n'a d'ailleurs pas empêché un ancien secrétaire d'État à l'Agriculture de « saluer les progrès constants vers un régime national plus sain [96] ». En réalité, l'analyse de tous les essais alimentaires fait apparaître que les régimes destinés à faire baisser le cholestérol n'ont aucun effet démontrable [97].

Cette situation ambiguë, marquée par le « progrès » et la « stagnation », a été exploitée par les activistes à des fins de propagande. Veulent-ils prouver que leur recette « marche » ? Ils soulignent les changements « positifs » survenus dans les habitudes alimentaires du pays. Veulent-ils prouver que la Grande-Bretagne est la grande malade de l'Europe ? Qu'elle figure en tête de la ligue européenne – ou mondiale, comme ils le prétendent parfois – de la mortalité ? Ils montrent du doigt le taux moyen de cholestérol et la consommation totale de matières grasses qui n'ont pas changé et réclament de nouveaux crédits pour continuer. Aux États-Unis, un groupe baptisé Association nationale des sauveteurs du cœur * a inondé les médias de publicités. Les titres sont en caractères de trois centimètres de haut. On peut ainsi lire : L'AMÉRIQUE S'EMPOISONNE. Le poison c'est le cholestérol. Comme B. M. Creighton l'a remarqué : « Personne

* National Heart Savers Association.

ne fait autant de mal que ceux qui s'évertuent à faire le bien. »

Aucune preuve scientifique ne permet de justifier que l'on recommande de réduire à moins de trois cents milligrammes par jour la consommation de cholestérol. Ce chiffre est purement arbitraire. Même avec une consommation journalière cinq fois supérieure, le cholestérol sanguin ne croît en moyenne que de 10 % chez certains sujets testés et tend, sur une période plus longue, à revenir à un niveau génétiquement fixé. Quatre études différentes n'ont pu établir de lien entre la consommation d'œufs – source principale de cholestérol alimentaire – et le taux de cholestérol [98]. La consommation de vingt-cinq œufs par jour pendant plusieurs décennies (!) par un homme qui disait d'ailleurs détester l'œuf mais ne pouvoir s'en passer, n'a eu aucun effet sur son cholestérol sanguin [99]. Rappelons aux lecteurs que le cholestérol n'est pas un corps gras – sa formule chimique est celle d'un alcool à structure stéroïde. Dire d'aliments comme l'huile de cuisson ou l'huile d'arachide qu'ils ne contiennent plus de cholestérol est malhonnête et trompeur puisqu'ils n'en ont jamais contenu.

En pratique, le cholestérol sanguin d'un individu ne peut être utilisé pour prédire les risques de crise cardiaque [100]. La modification de son taux par le régime ou le médicament reste sans effet sur la mortalité totale mais peut accroître de façon significative les risques de cancer [101]. Ces faits gênants n'apparaissent jamais dans les rapports des comités de « consensus ». On comprend facilement pourquoi. Faisant preuve du louable scepticisme qui a valu à la première revue médicale en Angleterre – le *Lancet* – une gloire intermittente, un éditorialiste s'interrogeait sur le fondement des recommandations américaines concernant la modification des pratiques alimentaires qui bénéficient de l'appui des services du directeur général de la Santé : « Les troupes du général directeur n'ont pu apporter le moindre début de preuve expliquant comment la matière grasse saturée est supposée exécuter son infâme travail. » Poursuivant sur le mode sarcastique, l'éditorial suggérait au directeur général de révéler la part de matières grasses, de fibres et d'hydrates de carbone complexes qu'il ingérait et de nous permettre « d'attendre, avant de nous décider, de voir s'il attrapait toutes ces vilaines maladies [102] ». C'est là un exemple de journalisme médical à son meilleur niveau. On interpelle l'autorité qui pontifie sans preuve, et on lui pose la seule question pertinente : « Où sont vos preuves ? » ou, mieux encore : « Dites-moi, comment votre hypothèse peut-elle être réfutée ? »

Le flou des directives officielles, le manque de rigueur intellectuelle, le langage bureaucratique sans intelligence, le mépris criant pour les faits, le travestissement insouciant des preuves indiquent moins une conspiration qu'une attitude moutonnière. Un exemple ? Le *Dietary Guide for Americans* publié conjointement par les ministères américains de l'Agriculture et de la Santé. Il signalait qu'« un cholestérol supérieur à 2 grammes par litre faisait croître les risques d'accident cardiaque [103] ». Le propos est mensonger, à plusieurs égards. En premier lieu, rien ne prouve qu'un cholestérol à 2,10 grammes, par exemple, soit plus dangereux qu'à 2 grammes. On recommande même un chiffre inférieur à 2 grammes. Mais cette limite est purement arbitraire et n'a aucunc signification clinique. Enfin, laisser entendre que les gens devraient s'efforcer de ramener leur cholestérol en deçà de 2 grammes n'est pas souhaitable et peut même être dangereux.

Les mêmes directives, truffées de messages néo-puritains, contiennent un chapitre sur l'alcool où l'on peut lire : « Certaines études suggèrent l'existence d'un lien entre une consommation modérée et une baisse du risque d'infarctus », *mais* « boire est également lié à un plus grand risque d'hypertension et d'hémorragie cérébrale ». Notez bien le choix du mot « suggère » qui distille un doute sur l'existence du bénéfice, alors que le danger d'hypertension et d'accident cérébral est, lui, présenté comme certain. En réalité, rien ne prouve que boire modérément conduise à une hypertension dangereuse ou à un accident vasculaire, quel qu'il soit. Bien au contraire. D'après l'étude de Framingham – la « Rolls-Royce » des enquêtes cardiaques – « la pression sanguine est plus élevée chez ceux qui ne boivent pas que chez ceux qui boivent légèrement ; chez les buveurs, la pression sanguine augmente avec la consommation d'alcool [104] ». Dans une étude britannique, « les buveurs modérés – moins de trente unités par semaine – ont un risque d'accidents vasculaires cérébraux relativement plus bas que les non-buveurs [105] ». De même, selon une étude conduite sur 87 500 infirmières, le risque est moins bas chez celles qui boivent – et ce, quelle que soit la quantité – que chez celles qui ne boivent pas [106]. L'effet globalement protecteur de l'alcool pour le cœur a été bien montré par de nombreuses études [107] menées sur des hommes et des femmes. Mais les promoteurs de santé trouvent quelque peu gênant d'avouer qu'un double cognac avant de se coucher, ou une demi-bouteille de bon vin au déjeuner, pourrait offrir une meilleure prévention que toutes les directives sur le cholestérol réunies.

Plus récemment, l'idée s'est répandue que nous devrions tous adopter le « régime méditerranéen ». Jusqu'à présent, personne ne nous a suggéré d'émigrer vers le Sud. N'en doutons pas, les Espagnols, les Français, les Italiens ou les Grecs apprécient leur cuisine, leurs boissons et aiment l'amour. Mais ce n'est pas cela que les ordonnateurs de notre régime ont en vue lorsqu'ils parlent de régime méditerranéen. Pour eux, il n'est question que d'huile d'olive et de légumes verts. Voici le raisonnement simpliste qui se cache là. Dans les pays du pourtour méditerranéen, la mortalité coronarienne est plus faible, beaucoup plus faible qu'en Grande-Bretagne. Or nous voulons éviter les maladies cardiaques et les maladies cardiaques sont causées par les graisses alimentaires. Mais à l'évidence, l'huile d'olive est, elle, une « bonne » graisse. Le traitement, c'est donc l'huile d'olive, à raison d'une cuillère à soupe trois fois par jour. Pas de beurre, s'il vous plaît ! Comme c'est souvent le cas avec les fanatiques qui n'ont qu'une idée à la fois, on néglige fort commodément le fait que les habitants des régions méditerranéennes ne vivent en moyenne pas plus vieux que les Britanniques. Ils meurent simplement d'autre chose, ou disons, pour être plus exact, qu'autre chose apparaît sur le certificat de décès. En 1988, l'espérance de vie à la naissance, pour un Anglais de sexe masculin, était de soixante-treize ans, comme en France et en Italie.

Des suggestions plus étranges encore ont été faites. Il fallait s'inspirer de l'Orient. La population chinoise était un exemple pour les pays occidentaux en matière de cholestérol sanguin. Le paysan chinois avait un cholestérol sanguin et un taux de mortalité cardio-vasculaire très bas, disait-on [108]. On ne précisait pas son espérance de vie. On ne signalait pas que la moitié des décès était due au cancer, qu'avec un cholestérol au plus bas ou au plus haut, la mortalité totale ne différait guère. Le message n'en était pas moins clair. Suivez la Chine !

Mais les Japonais sont encore plus curieux. Ils mangent de drôles de choses mais ont l'espérance de vie la plus élevée au monde. Chez eux, les maladies cardiaques sont encore plus rares que sur le pourtour méditerranéen. Alors, pourquoi ne pas manger japonais ? Nous avons déjà leurs voitures, leur hi-fi, leurs caméras. Le silence des experts du consensus sur le sujet est assourdissant. Mieux, alors qu'entre 1950 et 1980, les Japonais augmentaient leur consommation de graisses saturées et maintenaient leur très forte consommation de tabac, la fréquence des maladies cardiaques baissait encore de 30 % [109]. Voilà le test auquel il faut soumettre tout gourou de la diététique : vous qui vous intéressez tant à la prévention des maladies cardiaques, mangez-vous japonais ou conseillez-vous à vos amis de le faire ?

La consommation « malsaine » de matières grasses saturées s'est accompagnée, en Suisse [110] et en Italie [111], d'une diminution inexplicable des maladies cardiaques. À l'inverse, dans l'étude de Framingham, tous les « facteurs de risque » – tabagisme, hypertension, cholestérol sanguin élevé – ont baissé au cours des trente dernières années, mais la morbidité et la mortalité d'origine cardiaque ont grimpé de façon inexpliquée chez les hommes d'âge mûr [112]. Les « experts » ne s'en sont pas aperçus. En vérité, l'hypothèse sur l'origine des maladies cardiaques n'est pas prouvée ; elle est invérifiable – on ne peut agir sur tous les facteurs – extrêmement complexe, parfois mal interprétée et en partie, contradictoire [113].

Encore récemment, un épidémiologiste de renom, le professeur Geoffrey Rose, réaffirmait que les maladies cardiaques résultaient de la décadence des mœurs en Occident. Il craignait que les efforts des Russes et des Polonais pour s'acheter un mode de vie à l'occidentale n'entraînent chez eux « dans un délai de deux ans [...] le taux le plus élevé au monde d'accidents coronariens ». Si seulement les Polonais et les Russes, au milieu des ruines de leur économie, pouvaient retrouver l'abondance occidentale, ils accepteraient bien volontiers le risque de voir certains d'entre eux mourir d'une crise cardiaque dans un futur lointain. Ce type de raisonnement avait déjà conduit les premiers épidémiologistes à affirmer que depuis l'abolition de l'esclavage et la modification consécutive des habitudes, les Noirs américains développaient presque autant de cancers que leurs voisins blancs [114]. Rose * observait que « l'Écosse est le pays au monde où la maladie est la plus fréquente [115] ». Les Écossais auraient-ils soudain emprunté les voies perverties d'un Occident

* Cité par le *Daily Telegraph.*

décadent ? Sir Donald Acheson * proposait une autre explication : les Écossais ne mangent pas de légumes [116]. On peut donc penser que lorsqu'ils adopteront le mode de vie occidental, Polonais et Russes éviteront le pire, pour peu qu'ils mangent des légumes.

Le fonctionnement des comités d'experts nous est révélé par l'un de ses habitués : « Examinant mon parcours personnel qui, dans les vingt dernières années, m'a amené à participer, comme membre, à des douzaines de comités d'experts, de comités techniques ou de comités consultatifs, je suis frappé de ce que les participants généralement les plus dogmatiques et les plus péremptoires puissent parfois avoir tort rétrospectivement. Il est aussi arrivé qu'un opposant déterminé et obstiné ait vu reconnaître la justesse de ses vues. Souvenons-nous toujours que ni les individus ni les comités ne sont infaillibles. Les problèmes scientifiques demandent à être abordés avec une certaine humilité [117]. » Cette humilité, cette disposition à admettre son ignorance, le parti pris de voir les choses telles qu'elles sont, et non telles qu'elles devraient être, ont été singulièrement absents des diktats diététiques prononcés *ex cathedra* par des conciles autodésignés d'experts en consensus. Leurs *pronunciamientos* apparaissent étonnamment naïfs, simplistes et déplacés. Plus d'un nutritionniste a d'ailleurs conseillé de ne pas prendre trop au sérieux les recommandations diététiques officielles [118].

En 1991, alors que l'Afrique connaissait une famine plus que jamais catastrophique, l'OMS publiait un document de deux cents pages intitulé : « Le régime alimentaire et la prévention des maladies chroniques. » Ce texte prescrivait un régime « correct » pour le monde entier [119] – en fait, le régime « prudent » des obsédés américains de la santé. Il n'était pas même fait mention du régime japonais ! L'OMS prévenait : « Les maladies cardio-vasculaires

* À l'époque directeur général anglais de la Santé.

et le cancer vont devenir, s'ils ne le sont déjà, d'importants problèmes de santé dans presque tous les pays du monde, d'ici l'an 2000 [120]. » C'était une volte-face étonnante de la part d'une organisation qui a pour slogan officiel : « La santé pour tous d'ici l'an 2000. » Compte tenu des problèmes croissants de surpopulation, de malnutrition, de pauvreté, de famine et de guerre dans les pays en voie de développement, il est difficile d'imaginer ces mêmes pays adopter dans les prochaines années – « d'ici l'an 2000 » – le régime malfaisant et malsain des Occidentaux et devenir victimes de ces « maladies de civilisation » qui prévalent là où l'espérance de vie est comprise entre soixante-dix et quatre-vingts ans. Mais les bureaucrates de l'OMS soutenaient avec entêtement que le pauvre devait continuer à vivre de légumes, cesser de lorgner sur le garde-manger occidental et de risquer ainsi la crise cardiaque. Dans leurs fantasmes utopiques, les experts de l'OMS étaient conditionnés par leur conception de maladies chroniques « en grande partie évitables ». Des arguments invraisemblables ont été avancés pour faire du gras et du sucre des causes de mortalité. On a ainsi voulu comparer les quantités consommées en Grande-Bretagne aujourd'hui et il y a deux cents ans [121]. Que la longévité et la santé des gens se soient spectaculairement améliorées dans le même temps ne semblait pas faire partie de l'équation. Une fois encore, le gras était pris comme tête de Turc. Il était relié au cancer du sein et du côlon. Mais à ce compte, les cancers sont également reliés au nombre d'automobiles, de télévisions, de machines à laver et au PNB. Le rapport de l'OMS reconnaissait que l'évolution des maladies coronariennes dans différents pays restait « largement inexpliquée [122] ». Cela ne l'empêchait pas d'en appeler à une remise en cause urgente de la politique agricole et alimentaire en vue de prévenir la maladie coronarienne d'ici l'an 2000. On reconnaît là un argument familier aux comités de consensus. Vous ne savez que faire ? Alors faites-le énergiquement.

Les paradoxes orientaux ont rapidement été expédiés. À un moment, les experts ont même inventé que la mortalité d'origine cardiaque augmentait progressivement au Japon [123] et qu'en Chine – précédemment citée en exemple pour son faible niveau de cholestérol à l'échelon national – les maladies cardiaques figuraient parmi les trois principales causes de mortalité [124].

La vieille rengaine du cholestérol a été reprise. Nulle part dans le monde, conseillait-on, la consommation de cholestérol par jour ne doit être supérieure à plus de trois cents milligrammes. Il n'y a pas, affirmait-on, pour le cholestérol sanguin de limite en dessous de laquelle une réduction bénéfique des cardiopathies coronariennes ne puisse être escomptée [125]. Un cholestérol à zéro comme ultime objectif ? Sans aucun doute pour le cholestérol alimentaire, puisque « la consommation optimale de cholestérol est probablement égale à zéro, ce qui implique de renoncer à tout produit d'origine animale [126] ». Si le rapport de l'OMS n'a pas préconisé le végétarisme à l'échelle planétaire, c'est que dans les régions pauvres – pour citer le président du groupe d'experts, Philip James – « la carence en fer affecte le développement cérébral des enfants. La meilleure façon de l'éviter est d'inclure un peu de viande dans leur régime [127] ». Un peu. Une fois pubères, une fois leur développement cérébral achevé, ils pourraient se passer de viande. L'horreur du sel était réaffirmée et, ultime coup de pied de l'âne, le rapport signalait que le sel pouvait également jouer un rôle dans l'étiologie du cancer de l'estomac [128].

Dernièrement, les limites inférieures fixées à la consommation de graisses, d'acides gras saturés et de cholestérol étaient respectivement de 15 %, 0 % et encore 0 %. Le chiffre magique trois avait disparu. Le groupe d'experts « n'avait pu sur une base solide fixer de limite supérieure à la consommation du cholestérol [129] ». Il avait donc retenu les trois cents milligrammes quotidiens et adopté, selon ses propres termes, « une position consensuelle ». Mais le discours sur les graisses polyinsaturées avait changé. Le chiffre précédemment recommandé de 10 % de l'énergie totale était désormais jugé élevé. Et les experts de s'inquiéter de « l'augmentation progressive de la consommation de polyinsaturés dans certaines populations ». Et ces mêmes experts d'oublier que, dans un premier temps, ils avaient fait campagne pour les polyinsaturés. Les « très bons » produits n'étaient finalement « pas si bons ». Un jour ou l'autre, on finira bien par les relier au cancer !

Parce que la recommandation de l'OMS ne se fondait sur aucune base scientifique, il convenait de répéter souvent le message, de le répéter suffisamment souvent pour qu'il en devienne vrai. Le rapport en appelait à toutes les institutions dignes de ce nom pour qu'elles diffusent le message et utilisent tous les moyens disponibles. Dans les pays où les pouvoirs publics contrôlaient la radio et la télévision, le ministère de la Santé devait prendre les mesures nécessaires pour que participent également d'autres mass média. Le public saisirait ainsi que l'information lui était utile, à elle comme aux pouvoirs publics. Il serait également bon que les gouvernements recrutent des spécialistes en manipulation comportementale qui sauraient déterminer le meilleur moyen pour amplifier l'action communautaire [130]. Il y a parfois des cas où l'expression « fascisme de santé » ne semble pas excessive pour décrire les méthodes des préventeurs du septième jour.

Dans le cas évoqué d'un système politique où le monopole de l'information est détenu par le gouvernement, il sera virtuellement impossible aux critiques de faire entendre leur voix et de discuter ouvertement de faits infirmant les thèses officielles. Tandis que les guerres, la maladie et la famine font rage, les bons citoyens de l'Utopique Santé-pour-tous-d'ici-l'an 2000 seront invités par le ministre du Vrai Mode de Vie à mesurer la quantité de fibres dans leur alimentation et à peser leurs selles. Cessant de se comporter en êtres civilisés, ils échapperont aux maladies de civilisation. Ils auront acquis le droit de mourir de démence sénile. Exagération ? Peut-être. Mais beaucoup en disaient autant des sociétés imaginées par Zamiatine, Huxley et Orwell.

Pendant que les bureaucrates jouent avec les statistiques de santé, le monde flambe. Dans les années cinquante, on a connu douze guerres, dans les années soixante-dix, trente-deux, dans les années quatre-vingt, quarante. En 1992, il y en avait cinquante-deux. Le narcissisme solipsiste du jogger est une métaphore de l'homme qui court pour fuir l'image de ce qu'il est. Le passé est révolu, le futur menaçant. Et le jogger de repartir pour un nouveau tour.

Mesurer la condition humaine à l'échelle du cholestérol est une absurdité que peut seulement justifier la note comique ainsi apportée au spectacle mondial de la cruauté.

IV – LE SALAIRE DU PÉCHÉ

La corruption de la médecine par la morale n'est jamais plus évidente que dans le discours médical sur la sexualité. Plus fort que la raison et que l'instinct de conservation, l'instinct sexuel a toujours constitué un défi au pouvoir de l'Église ou de la médecine. Qu'on le nomme péché mortel, Éros, amor, Vénus, amour ou sexe, « il subvertit les royaumes, renverse les villes petites ou grandes, détruit les familles, gâte, corrompt et anéantit les hommes ; le tonnerre, l'éclair, la guerre, le feu, la peste ont moins nui à l'homme que cette brûlante concupiscence, que cette passion brutale... [131] ». La même force irrationnelle qui pousse le saumon à remonter les courants et à se risquer au saut désespéré du barrage conduit l'homme à vider le contenu de ses glandes séminales et la femme à perdre tout bon sens et toute retenue. La procréation est un effet secondaire. Si les enfants venaient au monde à la suite d'un acte purement rationnel, demandait Schopenhauer, la race humaine continuerait-elle d'exister ? Vains sont les efforts pour dompter l'instinct sexuel par le raisonnement, la peur ou le châtiment.

La femme, qu'elle soit considérée comme une envoyée du diable ou comme la source de maladies, suscite la peur de l'homme qui, en retour, s'efforce de la subjuguer et de la dompter. La vogue actuelle des « dépistages » pratiqués sur les organes sexuels de la femme, sous prétexte de prévenir les cancers, est le prolongement direct des préoccupations du corps médical au XIXe siècle pour la *genitalia* féminine, source et origine d'un mal qu'il faut exorciser par l'hystérectomie, l'ovariectomie, la clitoridectomie et la cautérisation.

En 1881, dans son allocution annuelle devant la faculté de médecine et de chirurgie du Maryland, le docteur William Goddell exprimait sa crainte de voir l'idée de parité intellectuelle des deux sexes conduire à la dissolution des mariages, au divorce et à l'assassinat des épouses. Il disait savoir d'expérience que les femmes ne sont pas capables du même travail intellectuel que les hommes ; qu'à tenter de rivaliser avec eux, elles y laisseraient leur santé et se rendraient inaptes aux tâches pour lesquelles le Créateur les avait destinées : ovulation, grossesse, allaitement et maternité. L'aspect patriotique du sujet fut également abordé avec l'exemple de la chute des mondes grec et romain qui avaient oublié le caractère sacré du mariage. Goddell ajoutait que l'émancipation féminine, outre sa dimension immorale, comportait de sérieux risques pour la santé. C'est ainsi que les tentatives de régulation des naissances provoqueraient des cancers de l'ovaire [132].

Aujourd'hui, la médicalisation de la morale est largement répandue. Selon un professeur de gynécologie *, pour la première fois dans l'histoire, la morale peut être scientifiquement justifiée, puisque l'activité sexuelle précoce des jeunes filles augmente les risques de cancer du col [133]. Mais il existe des présomptions tout aussi fortes en faveur des grossesses précoces puisqu'elles protègent des cancers colorectaux, d'ailleurs bien plus fréquents que les cancers du col. La possible reconnaissance par les scientifiques des bienfaits attachés à certaines conduites « immorales » risque fort d'embarrasser nos moralistes médicaux.

En 1984, un groupe d'éminents médecins irlandais lance un avertissement aux hommes politiques qui songeaient à autoriser la vente de préservatifs. Après avoir dressé la liste des conséquences désastreuses d'une telle « libéralisation » – développement des maladies vénériennes, multiplication des avortements et des cancers du col, etc. – la lettre des médecins concluait : « De plus, légaliser ce qui cause tant de séquelles pathologiques et sociales avérées, nous semble tout à la fois répréhensible et terrifiant. » Comme le langage des moralistes médicaux a peu changé avec le temps ! En 1887, un célèbre gynécologue anglais ** dénonçait toute forme de contraception artificielle pour des raisons médicales, morales et économiques : « La mère prolifique est depuis toujours l'incarnation du bonheur parfait. Car la famille est au fondement de l'État et l'État a besoin de citoyens. » La « méthode du retrait » était d'abord condamnable pour des raisons « médicales » en tant qu'infraction à la loi naturelle ; elle était ensuite contraire aux intérêts de la société ; elle était, enfin, à l'origine de lésions physiologiques [134].

La contraception sans ordonnance ou suivi médical

* Dans un article publié en 1986 dans le *British Journal of Obstetrics and Gynaecology*.

** T. M. Dolan.

donne aux gens un très grand contrôle sur la procréation. Dès lors, il n'est pas étonnant que chaque nouvelle étape dans la libération sexuelle de l'individu face au médecin soulève l'opposition acharnée de la profession. La bataille pour l'avortement « à la carte » qui laisse aux femmes la décision fait toujours rage. En Irlande, par exemple, l'avortement, même dans les cas d'inceste, de viol ou de fœtus anencéphalique, n'est toujours pas accepté par la majorité des médecins.

Ceux qui le peuvent agissent ; les autres font la morale. Cicéron, dans sa vieillesse, voyait dans la libido déclinante des barbes blanches l'occasion de se délivrer d'une malédiction mortelle, le sexe étant l'appât du mal qui permet de prendre les hommes comme des poissons. Les têtes chauves, oublieuses de leur jeunesse, prônent la vertu d'abstinence [135]. Dans *Trasymachus*, C. Joad reprend la même idée autrement : « En matière de morale, le rôle des vieilles gens se limite à rechercher des méthodes destinées à détourner la jeunesse de plaisirs dont ils ne sont plus capables. Ne pouvant plus désormais donner le mauvais exemple, les vieillards donnent aux jeunes de bons conseils [136]. » Au XIXe siècle, même le baiser est suspect. Un docteur de l'Ohio propose qu'une loi l'interdise, car il constitue une menace pour la santé publique [137]. En 1886, un professeur de médecine passe en revue les dangers du baiser. Y figurent la transmission du scorbut, de la diphtérie, de l'herpès, des maladies parasitaires, de la teigne et des stomatites ulcéreuses *. Il cite le cas d'une personne qui, embrassée sur l'oreille, a eu le tympan percé « sans aucun doute à la suite d'un phénomène de succion » ; il met en garde contre les trop fréquents baisers donnés aux enfants, car ils pourraient provoquer une puberté précoce, une excitation anormale des organes sexuels et une menstruation irrégulière [138].

* Samuel Adams, dans le *Journal of the American Medical Association.*

S'embrasser est encore pour certaines autorités un acte immoral ou dangereux. En 1991, lors de sa contribution à la Journée mondiale contre le sida, l'OMS mettait en garde contre « le baiser français ». L'année précédente, elle s'était contentée de déclarer que « le baiser sur la joue » était sans danger [139]. Selon l'agence France Presse, à Fujeirah, dans les Émirats arabes unis, une femme a été condamnée à deux mois de prison pour avoir été embrassée par un ami dans la rue [140]. Au moins en Islam la police des mœurs ne médicalise-t-elle pas la chose ! Cinq médecins finlandais, dans une lettre au *Lancet*, déconseillaient d'embrasser les jeunes filles russes, depuis qu'un touriste – mais quelque quatre cent mille Finnois se rendent en Russie chaque année – était revenu de Saint-Pétersbourg avec la diphtérie. Il avait bien reconnu avoir embrassé une fille, mais c'était à l'occasion d'un anniversaire. Il avait d'ailleurs également bu dans des verres non lavés. La fille n'avait rien eu, mais les médecins estimaient que « tout contact avec la population locale » posait un problème de santé publique [141].

Bien que non défini, le terme de « promiscuité » est couramment utilisé par les épidémiologistes. Mais qu'est-ce, au fond, sinon avoir plus de partenaires que l'épidémiologiste lui-même ? Au XVIIIe siècle, on condamnait déjà les rapports sexuels trop fréquents parce qu'ils causaient d'innombrables maux. Nicolas Venette, éminent chirurgien français, mentionne dans son célèbre ouvrage *Tableau de l'amour conjugal*, la liquéfaction du cerveau qui fond comme la glace près du feu, l'affaiblissement de la vue, la tuberculose, le diabète, la perte des cheveux et de la mémoire, ainsi que la diminution des deux tiers de l'espérance de vie. Une activité sexuelle modérée est, en revanche, jugée salutaire ; elle éclaircit l'esprit et la vue en même temps qu'elle protège contre l'épilepsie, la goutte et la maladie verte. Il n'existait pas, selon Venette, de moyen plus efficace ou plus sûr pour préserver sa santé et éviter la mort subite que de passer, « de temps à autre », un bon moment avec une femme [142]. Reste à interpréter correctement l'expression « de temps à autre ».

Les calvinistes, en revanche, rejetaient la conception française des plaisirs charnels. C'est en 1758 qu'un médecin suisse, Samuel Auguste Tissot, publie son ouvrage de référence, *L'onanisme : traité sur les désordres causés par la masturbation*. Le sujet devait stimuler l'imagination médicale des deux siècles à venir. Alex Comfort a consacré tout un livre à l'histoire sordide de la guerre menée contre le plaisir solitaire, guerre dans laquelle la profession médicale a dû finalement battre en retraite [143]. Cela me rappelle le dessin de deux centenaires avachis dans un fauteuil portant en légende : « Et c'est maintenant qu'ils nous disent que la masturbation est sans danger. »

Qui croirait qu'en 1945 le *Lancet* craignait que les tampons périodiques ne fassent artificiellement perdre aux femmes anglaises leur virginité ? Le General Medical Council avait, en conséquence, décrété que chaque boîte devrait porter la mention : « Ne convient pas aux femmes non mariées. » Cette indication * constitue probablement le premier avertissement de santé figurant sur un bien de consommation [144].

On ne s'intéresse que depuis peu au sida. Mais presque tout ce qui a été dit ou fait à son propos rappelle étrangement l'histoire de la syphilis. Owsei Temkin, dans son ouvrage désormais classique sur l'histoire de la syphilis et de la morale, distingue quatre grandes périodes dans la réaction de la société à la maladie [145]. Quand, vers la fin du XVe siècle, la maladie se change en épidémie, sans qu'aucun lien ne soit encore fait avec l'activité sexuelle, les moralistes y voient un nouveau fléau, une nouvelle malédiction divine. Les médecins refusent de

* Retrouvée par Caroline White, rédactrice en chef du *Journal of Clinical Pathology*.

soigner les malades qui sont réduits à recourir aux barbiers et aux charlatans qui, pour remède, proposent un onguent mortel au mercure. Au cours de la première moitié du XVIe siècle, la transmission sexuelle de la maladie est largement reconnue. « La torture par le mercure permet d'expier ses péchés. » En sont dispensées les nombreuses victimes de l'aristocratie pour lesquelles les médecins inventent une agréable potion à base de « bois saint » *(guaiacum)*. À l'époque galante, les idées d'expiation et de châtiment sont étrangères au code de conduite. La troisième période est, en revanche, celle du puritanisme d'une bourgeoisie en pleine ascension.

La syphilis n'est pas seulement un péché de chair, c'est aussi un vice, un signe de dégénérescence morale, un stigmate de disgrâce. La dernière période qui s'ouvre au milieu du XIXe siècle est marquée par l'intervention de l'État. La syphilis est désormais une menace pour la santé du pays, un crime. La profession médicale accepte volontiers pour rôle de contrôler les déviances sociales et de combattre le vice pour le compte de l'État. Elle assume pareillement le rôle de gardien des bonnes mœurs. En 1860, Samuel Solly * considérait la syphilis, non comme un mal, mais comme une bénédiction entravant les passions débridées. « Si l'on pouvait exterminer la maladie – et il espérait bien que non – les fornicateurs se répandraient dans le pays [146]. »

L'agent de la syphilis, *Treponema pallidum*, fut découvert par Schaudinn en 1905. L'année suivante, August von Wassermann mettait au point un test de dépistage. Walsh McDermott ** a raconté comment l'utilisation de ce test à des fins de dépistage, lors, par exemple, des examens pré-nuptiaux obligatoires, a gâché d'innombrables existences. Les résultats positifs n'étaient

* Célèbre chirurgien londonien, président du Royal College of Surgeons.

** Professeur honoraire de santé publique et de médecine à l'université de Cornell.

exacts que dans la moitié des cas environ. Cette expérience, « massive et regrettable », a duré quarante ans [147].

En 1910, Paul Ehrlich lance le traitement de la syphilis par un composé de l'arsenic, le salvasan. Il s'agissait du premier produit synthétique de chimiothérapie efficace contre une infection. Les moralistes ont accueilli cette découverte avec consternation. La punition du péché y perdait son aiguillon. Six ans plus tard, en 1916, la Commission royale contre les maladies vénériennes menait campagne contre la gratuité du traitement afin de décourager la fornication sans risques. Le Conseil national anglais de lutte contre les maladies vénériennes a franchi une nouvelle étape en s'opposant à toute information prophylactique. Selon son président, Sir Francis Champneys, « les maladies vénériennes doivent être mollement combattues ; les mesures prises pour les éviter ne doivent pas encourager les hommes à commettre de mortels péchés [148] ». Champneys craignait qu'une large publicité pour la prévention et les traitements existants ne plonge le pays dans une orgie sans fin. Quelques innocents malchanceux pourraient bien en pâtir, mais c'était le prix à payer. « Une personne mourant d'une syphilis contractée en toute innocence, disait-il en 1922, a un sort préférable à celui qui fornique sans risque et sans repentir. » Le Pozdnyshev repenti de *La Sonate à Kreutzer* de Tolstoï ne dit pas autre chose : « Guérir la syphilis, c'est protéger le vice. »

La pénicilline a beaucoup simplifié le traitement de la syphilis. Remplaçant les quarante à soixante piqûres hebdomadaires d'arséniates par huit jours seulement de pénicilline, le nouveau traitement a amplifié les craintes des croisés de la morale. Ainsi, dans un ouvrage collectif innocemment intitulé *Nouveaux problèmes d'éthique médicale* *, un auteur tirait-il la sonnette d'alarme : « Les jeunes découvrent vite l'existence des différents moyens

* Ce livre est une traduction des *Cahiers Laennec*, publication catholique française.

de se protéger, et l'argument du danger vénérien perd, de ce fait, beaucoup de sa force [149]. » Le livre contenait tout un chapitre sur les séquelles médicales et psychologiques de la masturbation chez le garçon. Il avait été écrit par un certain professeur J. G. Prick *. *Nomen omen* ?

Dans les années trente, le service de Santé publique américain s'est lancé dans une expérimentation abominable, qui n'a pris fin qu'en 1970, à la suite d'une série de révélations scandaleuses. À Tuskegee, en Alabama, quatre cents Noirs sans le sou s'étaient vu inoculer le virus de la syphilis et avaient été laissés sans traitement jusqu'à leur mort, ce qui avait permis d'étudier l'évolution naturelle de la maladie [150]. On avait dit à ces cobayes humains que leur sang était mauvais et on leur avait promis des funérailles gratuites s'ils acceptaient de se prêter à différents tests. Le gouvernement américain n'a jamais présenté d'excuses pour cette affaire.

L'attitude des médecins reconnaissant les vertus de la peur pour lutter contre la syphilis se retrouve aujourd'hui chez certains croisés de la morale qui justifient ainsi leur refus de voir octroyées aux drogués des aiguilles ou des drogues « propres ». Voilà comment on augmente les risques de contracter le sida ou d'autres maladies infectieuses graves. On peut aussi faire un parallèle avec les dernières années de la prohibition aux États-Unis. En 1930, les tenants d'un pays « sec » avaient fait adopter par le Sénat une loi prévoyant que tout alcool industriel serait obligatoirement adultéré par l'adjonction d'alcool méthylique. Le but était de dissuader les consommateurs. Tant pis pour les irréductibles que l'on tuerait ou rendrait ainsi aveugles. Boire, aux yeux des prohibitionnistes, revenait à se suicider [151].

Le sida a pris les États-Unis par surprise. Comment un pays qui s'estimait pur et propre pouvait-il subir une telle calamité ? Il fallait trouver des explications et des

* Pénis en argot.

boucs émissaires. La maladie ne pouvait qu'avoir été importée de l'étranger – à l'origine, on accusait les Haïtiens. C'était un dernier avertissement céleste. Comparé à la syphilis, le sida avait pour particularité de faciliter encore davantage la désignation des coupables : c'était « un fléau homosexuel ». Les responsables de la santé publique, ordinairement calmes, devinrent hystériques. Les médecins paniquèrent et allèrent jusqu'à suggérer un dépistage généralisé. Dans un sondage réalisé en 1987, 29 % des Américains estimaient que les personnes reconnues positives devaient être tatouées, afin de faciliter leur reconnaissance. Dans les nécrologies, les journaux commencèrent à mentionner les décès pour cause de sida. Différentes formes de dépistage obligatoire furent mises en place par les employeurs, les services d'immigration, les compagnies d'assurances, les écoles et les prisons. Certains pays instituèrent la détention obligatoire, l'isolement ou la quarantaine pour les porteurs du virus HIV. Dans des cas extrêmes, les porteurs furent exécutés. En 1992, vingt-cinq prostituées birmanes, atteintes du virus, ont été mises à mort par injection de cyanure [152]. Des médecins américains, australiens et irlandais ont estimé qu'il était « éthiquement justifié » de ne pas accorder de soins aux patients atteints du sida ou porteurs du virus. Des comportements similaires ont été signalés pour les soins à donner aux fumeurs. À qui le tour ?

Dans la mesure où la promotion-santé repose davantage sur la soif de pouvoir que sur le souci du bien-être des citoyens, elle n'est fondée sur aucun principe moral. Apparemment, les messages néo-puritains s'accommodent fort bien d'encouragements à la fornication, dès lors que le rapport sexuel a lieu sous contrôle médical et qu'il est rendu stérile et « sûr ». Selon Reuter, des experts de santé publique en Finlande ont suggéré aux pouvoirs publics d'organiser des « vacances du sexe » pour soigner les citoyens usés par le stress de la vie moderne [153]. Ces « experts » n'ont peut-être pas pensé que certaines personnes qu'ils voulaient ainsi soigner pouvaient avoir été stressées par la propagande finlandaise de promotion-santé qui présente le tabac, l'alcool et le sexe comme des causes de cancer.

En Grande-Bretagne, le service d'Éducation à la santé a cru devoir agrémenter sa publication *Your pocket guide to sex* * d'« informations-santé » destinée aux seize-vingt-quatre ans, de phrases du genre : « Si vous prenez les précautions d'usage, si vous utilisez un préservatif, vous pouvez tringler des centaines de personnes sans jamais contracter le HIV [154]. » On aura tout vu : d'un côté des textes orduriers et vulgaires sur le thème du « tout est permis » écrits, pour les pouvoirs publics, par des experts auto-désignés qui n'ont de comptes à rendre à personne, de l'autre, des campagnes contre cette forme de harcèlement sexuel que constitue un simple regard porté sur l'autre sexe.

Le harcèlement sexuel est l'un de ces concepts de rhétorique-santé concoctés aux États-Unis dans les cénacles féministes des années soixante-dix. Aujourd'hui, 50 % des employées du gouvernement fédéral s'estiment victimes de ce nouveau fléau. L'enquête conduite par une association auprès d'enfants de huit à onze ans ** a montré que 85 % des filles et 70 % des garçons jugeaient avoir été harcelés sexuellement. Pour la présidente de l'association ***, « le harcèlement sexuel est endémique [155] ».

La profession médicale n'a pas perdu de temps pour se saisir de l'affaire. En 1993, le *New England Journal of Medicine* publiait un article « scientifique » selon lequel 73 % des jeunes femmes médecins et 22 % des jeunes

* Guide de poche du sexe.

** Enquête réalisée par l'American Association of University Women's Educational Foundation dans soixante-dix-neuf écoles, réparties sur le territoire américain.

*** Sharon Shuster.

gens médecins avaient été l'objet de harcèlements sexuels au cours de leurs études de médecine [156].

Il faut compter en général dix à quinze ans pour que ce genre de stupidités franchisse l'Atlantique et prenne pied en Europe. Mais dans ce cas présent, il n'a fallu que quelques mois au *Lancet* pour rejeter comme hypocrite la recommandation de l'American Medical Association qui évoquait le besoin de définir et d'appliquer une politique en matière de harcèlement sexuel. « Une réponse plus rigoureuse s'impose », tonna l'éditorialiste [157]. L'installation de caméras cachées dans chaque bureau, salle ou couloir, avec monitoring centralisé depuis le bureau du personnel et contrôle effectif vingt-quatre heures sur vingt-quatre par des experts en harcèlement sexuel ?

Dans cette atmosphère artificielle de suspicion et de peur créée par les féministes qui voient en tout homme un harceleur sexuel, un violeur ou un pédophile potentiel, la famille nucléaire est en danger. En Grande-Bretagne, les travailleurs sociaux et autres bons apôtres, dont les cercles sont infiltrés par cette idéologie, ont usurpé des pouvoirs inquisitoriaux et lancé une chasse nationale aux agresseurs sexuels d'enfants.

En 1986, deux pédiatres de Leeds publiaient dans le *Lancet* un article sur la sodomie des enfants [158]. La validité du test utilisé, le réflexe de dilatation anale, n'était pas, à l'époque, parfaitement démontrée. Manquaient notamment des contrôles pratiqués sur des enfants normaux. Cela ne freina pas l'ardeur que d'autres pédiatres mirent à diagnostiquer des viols anaux sur des tout-petits. Le point d'orgue fut atteint en 1987 lors de « l'enquête Cleveland » menée dans le nord-est de l'Angleterre. Cette enquête concluait qu'un grand nombre d'enfants avaient subi des violences sexuelles ; beaucoup furent retirés à leur famille et placés dans des institutions publiques. Or la valeur diagnostique du réflexe de dilatation anale peut sérieusement être mise en doute. D'ailleurs, Hobbs et Wynne reconnurent eux-mêmes qu'ils n'avaient obtenu de résultat positif que sur 43 % d'enfants réellement sodomisés [159]. Ce n'est que deux ans plus tard, en 1989, que les résultats d'études montrant la prévalence du réflexe de dilation anale chez les enfants « normaux » furent disponibles. Deux pédiatres de Birmingham rapportèrent dans le *British Medical Journal* que le test était positif chez 14 % des jeunes enfants [160].

Un simple calcul révèle toute l'horreur attachée à l'utilisation de ce test qui a conduit à accuser certains pères de sodomiser leurs propres enfants. Selon Stanton et Sunderland, moins d'1 % des enfants sont en fait victimes de sodomie. Sur cette base, l'application à 10 000 enfants du test de dilatation anale réflexe donnerait 43 vrais positifs sur 100 sodomisés (soit 1 %) et 1 386 (soit 14 % des 9 900 enfants « normaux » restant) faux positifs. En d'autres termes, sur cent tests « positifs », quatre-vingt-dix-sept seraient de faux positifs. Les mots manquent pour décrire la souffrance d'innombrables familles accusées à tort d'un crime inqualifiable.

Au lendemain de cette crise de névrose collective, on trouva, fort à propos, des boucs émissaires. Mais on n'a pas cherché à savoir l'essentiel : qui alimentait cette hystérie de masse lorsque des enfants étaient victimes de violences sexuelles ? En 1991, une fillette de quatre ans a failli être retirée à sa famille parce qu'elle était allergique au suc d'une ombellifère. Elle avait eu, comme son frère, une éruption cutanée après avoir joué avec son père à se bombarder de pois secs, en utilisant les tiges d'une plante pour sarbacane. On ne crut pas la famille et les travailleurs sociaux gardèrent la fillette pendant trois jours au Royal London Trust Hospital [161]. En 1994, dans le West Sussex, une paire de bottes avec, à l'intérieur, le nom de l'enfant marqué à l'encre a presque provoqué la séparation d'une fillette de six ans et de sa famille. Un professeur vigilant avait en effet remarqué des « contusions » suspectes sur les jambes de la fillette. Il l'avait fait conduire à l'hôpital où un pédiatre, un détective et un travailleur social avaient conclu à de « sévères contusions » causées par un fouet ou une canne. La famille fut contrainte de présenter son autre enfant à l'hôpital où l'on procéda à l'humiliante recherche de traces de violences. Or les « contusions » disparaissaient dans l'eau du bain [162]. Ces histoires comportent tous les ingrédients caractéristiques des méthodes de l'Inquisition. Les dénégations de l'accusé ou de l'enfant sont autant d'aveux de culpabilité. Il n'est pas prévu d'avocat pour défendre les droits de l'enfant ou de la famille. La totale incompétence des chasseurs de sorcières, obnubilés par la production de « résultats », est atterrante.

Les pires excès en ce domaine ont été commis par des travailleurs sociaux décidés à prouver l'existence de pratiques sataniques répandues sur des enfants. Malgré l'absence de toute confirmation policière, un vent de panique a balayé une partie des Îles britanniques. L'infiltration du milieu des travailleurs sociaux par certaines sectes et la forte influence qu'y exercent les fondamentalistes américains ont facilité la croyance au mythe satanique. Cette peur est devenue pour certains thérapeutes, conseillers et spécialistes en pratiques sataniques sur enfants un véritable fonds de commerce.

V – LE DÉMON DE L'ALCOOL

Et je fais une prière : Ô Dieu qui avez créé l'homme et qui avez inclus la douleur et la mort dans son paquetage, accordez aux pauvres pécheurs qui n'ont plus d'espoir, au moment du grand passage, une piqûre de morphine, du whisky et de l'eau.

George Mac Beth

Dans l'imagination populaire, l'alcool, sous ses différentes formes, a toujours été vu comme eau de vie, *aqua vitae*, remontant ultime. Même la Bible reconnaît le rôle de la boisson dans les difficultés humaines : « Qu'il boive, qu'il oublie sa misère, qu'il ne se souvienne plus de sa peine » (Proverbes 31,7). On trouve aussi, dans la *Dieta medicorum* de Stamhurst un hymne extravagant au whisky, véritable panacée : « Il sèche les pustules des mains et tue les parasites de la peau ; il nettoye peaux et échaudures de la tête, si l'on s'en lave avant les repas. Consommé modérément, il ralentit le vieillissement, renforce la jeunesse, aide la digestion, combat les humeurs, chasse la mélancolie, relève le cœur, allège le cerveau et stimule l'esprit. Il garde et protège la tête des sifflements, les yeux de l'éblouissement, la langue du zézayement, empêche la bouche de bredouiller, les dents de claquer, la gorge de râler, les mains de trembler, les sinus de rétrécir, les veines de s'affaisser, la moelle de se détremper et la douleur dans les os [163]. » L'attitude de la profession médicale à l'égard de l'alcool a balancé entre l'approbation de l'usage contrôlé et la condamnation pure et simple. Le taux de mortalité par cirrhose du foie chez les médecins britanniques était encore en 1961 trois fois et demie plus élevé que dans l'ensemble de la population. Selon le mot de George Bernard Shaw, personne ne semble s'apercevoir que les médecins meurent précisément des maladies qu'ils prétendent éviter ou guérir.

Au cours du XIXe siècle, l'alcool était l'une des « drogues » les plus fréquemment prescrites dans le traitement des fièvres, du typhus, des rhumatismes, des pneumonies, des pleurésies et des péricardites. On l'employait aussi pour ses vertus tonifiantes. En 1891, le docteur John Eaton * prétendait néanmoins que l'alcool était si dangereux qu'il ne devait être prescrit que dans des cas extrêmes et ne devait jamais être consommé sans avis ou autorisation médicale [164]. La folie, le vice et la mort résultaient notamment de la consommation anarchique de

* Dans un article du *Provincial Medical Journal*.

boissons alcoolisées. La science médicale avait des preuves. Le docteur W. Carter avait observé que les graines germaient mieux dans l'eau que dans l'alcool. *Ergo*, l'alcool nuisait à la vitalité du protoplasme ; il tuait la vie [165]. Une plaisanterie d'écolier offre une variante. Un professeur entend démontrer l'effet nocif de l'alcool. Il jette un asticot dans un verre d'eau, un autre dans un verre de whisky. Le premier se tortille, le second meurt. Conclusion ? Si vous avez des vers, buvez du whisky !

D'un côté, les moralistes faisaient campagne contre le démon de la boisson. De l'autre, les médecins cherchaient à conserver leur monopole sur le diagnostic, les traitements et la prévention de l'alcoolisme. En Irlande, entre 1838 et 1841, le Père Matthew, un croisé charismatique de la lutte contre l'alcool, aurait converti deux millions d'Irlandais à l'abstinence totale. Le libellé de l'engagement était le suivant : « Pour ta plus grande gloire et consolation, ô cœur sacré de Jésus, pour donner, pour Toi, le bon exemple, par abnégation, en réparation des péchés d'intempérance et pour la conversion de buveurs impénitents, je m'abstiendrai, ma vie durant, de tout alcool. » Mais la croisade du Père Matthew n'eut elle-même qu'un effet limité sur la consommation d'alcool. Dans certains coins d'Irlande, dans les comtés de Londonderry, d'Antrim ou de Tyrone, la consommation d'éther devint très populaire. L'éther n'était pas un alcool, on pouvait donc en prendre sans faillir à sa promesse. C'est le médecin d'un dispensaire de Cookstown, le docteur C. Graves, qui avait remarqué que les jours de marché, l'atmosphère empestait l'éther.

Le traitement de l'alcoolisme par la mise en asile psychiatrique ou les moyens médicaux n'était pas plus efficace que la prière. Les remèdes de charlatan abondaient. Les plus prisés par les patients contenaient de l'alcool ou de l'opium. Les efforts d'innombrables ligues anti-alcooliques ayant échoué, les médecins ayant révélé leur impuissance à réparer les dommages qu'une consommation généralisée d'alcool causait aux forces et à l'esprit de la nation, il revenait à l'État de criminaliser cette dépendance. Pour les responsables nazis de la santé publique, l'alcool était même beaucoup plus dangereux que la morphine ou la cocaïne [166] : il faudrait stériliser les alcooliques.

Mais l'Allemagne nazie elle-même n'a pu rivaliser avec les États-Unis, l'URSS et les pays scandinaves qui, entre 1915 et 1920, adoptèrent comme solution finale la prohibition totale. La loi américaine fut votée le 16 janvier 1920. L'évangéliste Billy Sunday exultait : « Adieu Jean Graind'Orge. Vous étiez le pire ennemi de Dieu et le meilleur ami de Satan. Je vous hais d'une haine parfaite. Je vous aime jusqu'à la haine [167]. » On trouve condensé l'esprit des prohibitionnistes dans le discours prononcé devant le Congrès en 1914 par le député de l'Alabama, Richmond P. Hobson [168]. Il balaie toute la gamme des arguments prohibitionnistes, de la pseudo-science au fascisme de la santé. Le but de la prohibition était de se débarrasser à jamais des agents « qui débauchent la jeunesse du pays et, par là, perpétuent leur emprise sur la nation ». La loi respectait les droits individuels ; elle s'en prenait au buveur, non à l'individu. Elle ne faisait qu'interdire la fabrication et la vente du poison. « Nous n'essayons pas de forcer les vieux buveurs à arrêter, mais nous mettons un terme effectif à la débauche systématique et organisée de notre jeunesse. » Hobson faisait ensuite appel à la science : la science pouvait désormais « certifier que l'alcool est dangereux, qu'il est responsable du déclin progressif et de la dégénérescence des nations d'autrefois ». Les scientifiques avaient prouvé une fois pour toutes que l'alcool créait un état de dépendance, détruisait le cerveau, altérait de façon irréversible la nature spirituelle de l'homme. L'alcool était un poison pour le protoplasme, « qui abaisse de façon effrayante le niveau d'efficacité de la Nation, réduit considérablement la richesse nationale, entraîne un étonnant fardeau de taxes, aggrave le poids de la lutte contre la criminalité, le paupérisme et la folie. L'alcool corrompt les hommes politiques et les fonctionnaires, il corrompt le gouvernement et la morale publique. Il abaisse de façon terrifiante le civisme du citoyen moyen et menace les libertés et les institutions de la Nation. Il mine et affaiblit le foyer et la famille, met en échec l'éducation, s'attaque à une jeunesse qui a le droit d'être protégée. L'alcool sape la santé publique, abat, tue, blesse nos concitoyens, bien plus que ne le font la guerre, la peste et la famine combinées ; il affaiblit la descendance de la Nation, inondant le pays d'une horde de dégénérés. L'alcool porte même des coups mortels à la survie de la Nation, voire de la race ». Une poignée de libéraux, comme Clarence Darrow, H. L. Mencken, Walter Lippmann et Will Rogers, émirent la crainte que la prohibition ne menace la démocratie et les libertés, qu'elle ne masque d'un écran de fumée une tyrannie puritaine. Pour Mencken, le prohibitionniste était ce « type d'homme avec qui on ne souhaite pas prendre un verre... même s'il le vide ». Hobson répondit à ses détracteurs : « Nous ne disons pas qu'un homme ne doit pas boire [...] nous n'interdisons que la vente. Un homme peut estimer qu'il a le droit de boire, mais certainement pas le droit de vendre de l'alcool. Toutes les libertés individuelles sont respectées dans cette résolution. » C'était là un mensonge destiné à permettre de recueillir des votes car, sous la prohibition, même la possession d'alcool devint un acte criminel.

Soucieux du profit de ses usines, Henry Ford était favorable à la prohibition : « elle est économiquement bonne. Or nous le savons, ce qui est économiquement bon est aussi moralement bon [169] ». La ferveur moralisante qui poussait à la criminalisation de la consommation d'alcool n'était, pour une part, qu'une attitude hypocrite permettant de dissimuler l'objectif véritable de la prohibition : l'augmentation de la productivité des travailleurs. Dix ans avant l'adoption de la prohibition, Clarence Darrow avait rapproché l'ardeur de ses zélateurs et leur indifférence aux épouvantables conditions de travail qui prévalaient à l'époque. Un demi-million de travailleurs étaient chaque année tués ou estropiés par un accident de travail. Mais nos croisés anti-alcooliques ne parlaient que de rhum. « Commençons par détruire le rhum, disaient-ils ; rejoignez-nous dans notre combat moral. Débarrassons-nous du rhum, alors nous vous aiderons. » Darrow avait prédit qu'une fois l'affaire du rhum réglée, ils enchaîneraient sur : « Maintenant débarrassons-nous du tabac, alors nous vous aiderons [170]. »

Au lendemain de la Seconde Guerre mondiale, dans une Europe abattue qui pansait ses plaies, on mit provisoirement de côté la question de l'alcool. En 1949, le *Lancet* écrivait ainsi : « L'alcool n'est plus le premier problème social [171]. » De nouvelles études mirent en doute l'ancienne conviction qui faisait de l'alcoolisme une maladie. Les gros buveurs pouvaient peut-être réduire leur consommation excessive par le biais d'« entretiens ». Le climat des années soixante et soixante-dix était propice aux attitudes libérales face aux drogues. Les psychiatres se tenaient sur la défensive. En 1977, un éditorial du *Lancet* résumait la situation : l'alcoolisme est une étiquette plus qu'une maladie ; il y a autant de façons de boire que d'alcooliques ; chacune est différente, qu'il s'agisse des problèmes qu'elle pose ou de son évolution [172].

Les choses s'aggravèrent de nouveau dans les années quatre-vingt, d'un point de vue politique et scientifique. Conseillés par un lobby de plus en plus puissant d'épidémiologistes touche-à-tout, les gouvernements se lancèrent dans une rhétorique d'« intérêt national » et de « santé nationale ». « Le temps était venu d'agir. » Les épidémiologistes soutenaient que le nombre d'alcooliques était lié à la consommation d'alcool *per capita*. Même exacte, cette observation revient à apporter la preuve que l'herbe pousse plus verte sous climat humide. Elle constituait toutefois un encouragement opportun aux gouvernements tentés d'augmenter la taxation des alcools et, par là, leurs recettes. « L'approvisionnement en boissons alcoolisées joue un rôle trop important en matière de bien public pour être totalement livré aux forces du marché [173]. » L'État-nounou pouvait se préparer à emmailloter. En 1987, le *Lancet* écrit : « Il n'y a pas de niveau de consommation qui soit entièrement sans risque. » La même année, le Royal Collcgc of Physicians publie un livre, *A great and growing evil* * [174], dont le titre sinistre aurait été plus adapté à l'onanisme du XIXe siècle qu'au sujet mondain des boissons alcoolisées.

En 1987, l'OMS demande aux États membres de réduire la consommation d'alcool d'au moins 25 % d'ici l'an 2000. Le but ultime de la campagne est la prohibition totale qui, dans l'immédiat, n'est pas politiquement réalisable. Mais pourquoi se contenter d'une baisse de 25 % si, comme l'affirment les puritains anti-alcooliques, la consommation moyenne du pays est étroitement liée au nombre de décès dus à l'alcool ? Aux États-Unis, sur la recommandation du directeur fédéral de la Santé, les bars ne doivent plus servir de boissons alcoolisées aux femmes enceintes. On cite des cas d'enfants retirés à leur mère parce que les infirmières ont détecté une odeur d'alcool dans le souffle maternel. Une attitude à ce point irresponsable est, pour la vigilante « police des grossesses », une violence faite à l'enfant. Ce genre de menaces encouragerait plutôt les femmes à s'offrir un petit verre pour se calmer les nerfs... Pour H. M. Leichter : « Le courant anti-alcoolique aux États-Unis est ancré, depuis le XIXe siècle, dans la Bible Belt **, cœur du fondamentalisme protestant. Il est possible que la vogue récente en faveur de l'abstinence doive une par-

* Un mal terrible et de plus en plus menaçant.

** La Bible Belt, ceinture biblique, désigne la large bande de territoire qui couvre d'est en ouest une partie des États du Sud et est caractérisée par d'importants mouvements religieux qui recourent à la Bible pour la vie quotidienne.

tie de sa force au renouveau du fondamentalisme religieux aux États-Unis [175]. » En Grande-Bretagne, un document officiel, *La Santé de la Nation*, publié en 1988, demandait que toutes les boissons alcoolisées comportent obligatoirement un avertissement semblable à celui qui figure sur le tabac [176]. La même année, le docteur David Owen *, ancien dirigeant du parti social démocrate, proposait que les boissons alcoolisées relèvent désormais des textes réglementant les médicaments [177]. Le premier pays au monde à avoir fait imprimer un avertissement relatif à la santé sur les boissons alcoolisées fut la Colombie où la cocaïne est librement offerte dans la rue, sans avertissement-santé.

Mais il y a un très léger problème dans le dossier médical contre l'alcool. De nombreuses études ont mis en lumière une corrélation forte, négative et inattendue, entre la consommation d'alcool et les maladies coronariennes. Ceux qui ne boivent pas ont plus de risques de mourir d'une crise cardiaque que ceux qui boivent. Puisque la maladie coronarienne est, selon la propagande des campagnes de promotion-santé, « le tueur nº 1 » et qu'il existe un moyen plaisant de la prévenir en se rendant au bistro du coin, la répugnance du lobby de la promotion-santé à promouvoir l'alcool surprend. Même l'augmentation de la mortalité liée à l'alcool, suite à d'autres maladies, n'est pas suffisamment élevée pour contre-balancer, chez un buveur moyen, l'effet remarquablement protecteur de l'alcool sur les maladies cardiovasculaires. Or, cela n'est pas mentionné dans les documents officiels d'information-santé. Lorsque l'information parvint à la presse, les épidémiologistes se plaignirent : « Le compte rendu de nos travaux dans la presse non spécialisée implique, malheureusement, qu'une ivrognerie judicieusement dosée constitue une bonne mesure de prévention. » Mais qu'est-ce que la presse était censée

* Aujourd'hui Lord Owen.

dire d'autre, lorsque des études publiées dans le *Lancet* et le *British Medical Journal* rendaient compte d'une diminution de 40 à 60 % du risque de maladies coronariennes chez les personnes qui prenaient de quarante à soixante verres par semaine [178] ?

Pour Gerald Shaper, l'un des principaux opposants à l'idée que l'alcool est « bon pour la santé », « la thèse selon laquelle boire légèrement ou modérément est bon pour la santé, et en particulier, pour le système cardiovasculaire, est peut-être bien documentée et amplement étayée. Cela ne suffit pas à la rendre vraie [179] ». Tout se passe donc comme si, en médecine, il existait deux types de critères pour accepter ou rejeter une preuve. La moindre indication que quelque chose d'agréable peut être nuisible a immédiatement valeur de preuve que l'on ne se prive pas de grossir et de propager. Ce sont les épouvantails que l'on agite périodiquement. Que l'on montre que cette activité agréable comporte des aspects positifs, et il faut faire disparaître les preuves, les tourner en ridicule, les écarter. L'idée que l'alcoolisme est une maladie et l'alcool sa cause gagne de nouveau du terrain. Le traitement, c'est l'abstinence complète. Voilà qui est aussi absurde que de dire de la nourriture qu'elle est cause de l'obésité. La présentation médicale néglige les raisons qui amènent certains à manger ou à boire plus qu'ils ne le devraient pour leur bien. De même, le « traitement » obligatoire de l'alcoolisme par l'abstinence peut bien supprimer les conséquences physiques de l'excès de boisson pendant la période de jeûne forcé, mais il ne s'attaque en rien aux raisons ou aux besoins psychologiques sous-jacents qui expliquent cette consommation excessive. La présentation médicale se contente de médicaliser un mal de vivre qui a l'alcoolisme pour symptôme.

C'est Thomas Szasz [180] qui a, avec le plus d'éloquence, combattu l'idée que l'alcoolisme était une maladie. Si boire avec excès peut rendre malade, boire n'en est pas pour autant une maladie. « Le mauvais usage de l'alcool n'est pas davantage une maladie que le mauvais usage de toute autre invention humaine, du langage à l'énergie nucléaire. » Szasz soulignait de même que le traitement obligatoire des alcooliques, appelé par euphémisme « engagement civil », trahissait une situation bien plus alarmante que la maladie contre laquelle ce « traitement » était imposé et justifié.

Aujourd'hui les moralistes parlent la langue des neurosciences. William Mayer * annonçait en 1986 que le gouvernement américain commençait à démêler le puzzle de l'alcoolisme grâce aux neurosciences. Extirpez la circonvolution coupable du cerveau et vous aurez une guérison durable.

Au 36e Congrès sur la dépendance à l'égard de l'alcool et des drogues **, les délégués étaient appelés à « dire si une interdiction totale de l'alcool était un but réaliste et médicalement justifié [181] ». Ouvrant le débat, la Princesse de Galles fit observer avec profondeur que « si l'alcool était découvert aujourd'hui, il serait interdit ». Mais pour cela, c'est un nouveau déluge et un nouveau Noé qu'il nous faudrait.

VI – MAUDIT TABAC

> *C'est une peste, un mal, un violent destructeur de biens, de terres, de santé ; infernal, démoniaque, maudit tabac, ruine et défaite du corps et de l'âme* [182].

Le tabac, avec la boisson et la fornication, a toujours été la paille dans l'œil du vertueux. Les condamnations morale et médicale sont souvent prononcées d'un même

* Secrétaire d'État américain à la Défense, chargé des questions de santé.

** Organisé à Glasgow en 1992.

souffle. Dans une récente campagne américaine de propagande en faveur de la santé, le tabac venait « juste après l'anéantissement nucléaire » ; l'alcool était « la principale préoccupation de santé publique de l'époque », et le sida un « péril pour l'espèce tout entière [183] ». Il est clair que les plaisirs ont leurs risques. Il est également vrai que là où il n'y a pas de risque, il n'y a pas de plaisir. Mais la vie étant pleine de risques, la plupart inévitables, c'est une explication morale plutôt que médicale que l'on attend pour comprendre pourquoi les seuls comportements dits « hédonistes » méritent l'opprobe. Lors d'une réunion parrainée par le Comité tabac et santé de la Medical Society du district de Columbia, un spécialiste de questions éthiques expliqua que fumer était un acte essentiellement immoral puisqu'il violait au moins trois principes moraux fondamentaux. Il niait le caractère sacré de la vie ; il niait la libre volonté de l'individu en raison du phénomène de dépendance suscité ; il défaisait enfin les « liens organiques de la société humaine », le fumeur répugnant au non-fumeur [184].

Fumer est un comportement aux causes complexes. Les mécanismes neurophysiologique et psychologique en restent mal connus. Un fumeur de vingt cigarettes par jour fumera, en cinquante ans, trois cent soixante-cinq mille cigarettes qui, mises bout à bout, formeront un ruban de trente kilomètres. Sur la base de quinze bouffées par cigarette, le fumeur aura inhalé cinq millions de bouffées. La fumée du tabac étant estimée contenir cinq mille substances nocives, c'est vingt-cinq milliards d'une telle dose qu'il aura reçus. Le plus surprenant est de voir de nombreux fumeurs résister plutôt bien à cet empoisonnement chronique.

La terrible intensité de la guerre anti-tabac ne peut s'expliquer uniquement par le fait que des études ont montré que le fumeur a plus de risques de mourir d'un cancer du poumon que d'une autre maladie. La campagne anti-tabac aujourd'hui est un exemple éclatant du contrôle accru de l'État sur la vie privée des citoyens, du paternalisme de techno-bureaucrates désireux d'imposer à la population entière leur vision d'une conduite « rationnelle », de la recrudescence, enfin, d'un nouveau puritanisme, vide de tout contenu spirituel. Les problèmes soulevés par les récentes campagnes anti-tabac aux États-Unis dépassent le cadre de la science ou de l'interprétation statistique. Ils sont politiques, idéologiques, éthiques, économiques et juridiques. Ils suscitent de nouvelles interrogations sur le rapport de l'État et de l'individu, sur le droit à un domaine privé, sur le lien de la loi et de la morale. Où se situe la limite entre information et propagande, entre éducation et conditionnement ? Les prétendues nuisances causées au « fumeur passif » sont-elles fondées ou n'est-ce là qu'une vérité politiquement correcte ?

En 1988, selon un décompte effectué par le *British Medical Journal*, la presse australienne avait, à elle seule, publié mille six cents articles ou échos sur le tabac, dont 83 % entendaient faire peur [185]. Désormais, même le « spectacle passif » est condamnable. L'administration britannique de la santé publique s'est, en effet, élevée contre les films montrant des fumeurs, alors même que la plupart d'entre eux tiennent le rôle du méchant. Les éducateurs de santé se plaignent régulièrement aux journaux qui publient des photos de fumeurs. Einstein fumant sa pipe ne passe plus : il faudra habilement retoucher la photo afin que le jeune lecteur ne soit pas corrompu. C'est ce que l'on avait l'habitude de faire en Union soviétique avec l'image de Trotski pour les photos officielles.

La propagande anti-tabac à laquelle on se heurte en permanence affiche pour but manifeste la promesse d'une meilleure santé. Mais elle a progressivement dégénéré en fanatisme monomaniaque. Compte tenu du fait que, désormais, la majorité des fumeurs appartiennent aux groupes à revenu modeste, la croisade anti-tabac menée par la nouvelle classe dirigeante ne rencontre guère d'opposition dans les couches moyennes, même lorsque sa rhétorique glisse de l'altruisme coercitif à l'abus pur et simple. La classe moyenne a le monopole de l'indignation morale. Quand fumer y était la norme, on pouvait tranquillement débattre de ses effets nocifs – après tout, en 1880, on appelait déjà communément les cigarettes des « clous de cercueil » – mais il aurait été impensable de faire du fumeur un malade mental, irrationnel, irresponsable ou déviant. Le glissement de l'aspect médical à l'exhortation moralisante n'a été possible qu'avec le déclin de l'usage du tabac dans cette classe. Amusées, les classes supérieures se sont en général tenues à l'écart du débat. Il a encore été facilité par la vague néo-puritaine. Dans *The Way of All Flesh*, Samuel Butler commente ainsi l'absence de toute injonction biblique contre le tabac : « On ne l'avait pas été encore découvert [mais] Dieu savait probablement que Paul interdirait de fumer. Aussi s'était-il arrangé pour que sa découverte n'ait lieu que lorsque Paul serait mort. » Sur des affiches de promotion-santé, j'ai pu lire : « Les fumeurs sont dangereux et répugnants » ; certains autocollants politiquement corrects raillent : « Ne fumez pas et je ne péterai pas. » Dans un éditorial de l'American Medical Association, fumer c'est « faire l'amour avec la mort [186] » et dans *World Health*, publication de l'OMS, on attend avec impatience le jour où « le fumeur, malheureux et mal aimé devra aller fumer dans un petit coin [...] et partager son air pollué avec d'autres fanatiques honteux aussi faibles que lui [187] ». Cet isolement est déjà effectif dans bien des endroits. En 1986, le *New Scientist* estimait, quant à lui, qu'il était temps de traiter les fumeurs en parias [188].

Si l'on en croit *The Guardian*, un médecin de Harley Street * regrettait d'avoir mis Saddam Hussein, fumeur invétéré, en garde contre les dangers du tabac : « Je crois

* Rue des sommités médicales londoniennes.

honnêtement que, sans mes conseils, Saddam Hussein serait mort depuis longtemps. Je ne peux m'empêcher de penser que j'ai commis une grosse bêtise [189]. » Périodiquement, les journaux médicaux relancent un débat brûlant : les fumeurs doivent-ils recevoir les mêmes soins que les non-fumeurs, surtout s'ils ne renoncent pas à leur détestable manie ? Lorsque l'historien Sir Raymond Carr s'est cassé le bras à la chasse, le chirurgien de garde a reconnu que, s'il avait eu, moralement ou légalement, le choix, il aurait refusé de lui donner ses soins tant il hait la chasse [190]. Puisque les médecins ne refusent pas encore de soigner les automobilistes blessés en conduite d'ivresse ou les terroristes, pourquoi sont-ils à ce point attachés aux mesures anti-fumeurs ? Le président du Royal College of Physicians a suggéré que l'on exige des fumeurs et des buveurs une participation financière au coût de leur traitement ; mais ils le font déjà généreusement en payant la taxe sur le tabac et l'alcool [191]. En Grande-Bretagne, les fumeurs acquittent par jour une taxe d'environ vingt millions de livres pour le seul tabac. Un point de vue similaire a pourtant été défendu par le président du Conseil général médical allemand, le docteur Karsten Vilmar. Selon lui, « les obèses, les fumeurs et les adeptes de sports dangereux, comme le saut à l'élastique, devraient contribuer au coût des soins qu'ils reçoivent pour leur conduite extravagante [192] ». Plus récemment, deux spécialistes de chirurgie cardio-thoracique de Leicester ont proposé que l'on refuse tout pontage coronarien aux fumeurs [193]. Ils ont reçu le soutien de six chirurgiens de Manchester [194]. Si toute faiblesse humaine devait être pénalisée de la sorte, le même argument vaudrait pour les malades victimes du sida ou de situations pathologiques où la responsabilité personnelle est impliquée. Logiquement, on finirait par ne soigner que les « innocents », ce qui raccourcirait considérablement les files d'attente. En août 1993, un fumeur est mort à Manchester après avoir été éconduit par le spécialiste cardiaque auquel on l'avait adressé. « J'ai insisté sur le fait que nous n'effectuons en général pas ces tests – pour d'éventuels pontages – sur des fumeurs [195] », déclara le médecin. Commentant l'affaire, un activiste anti-tabac * écrivit : « Il faut espérer que la publicité faite autour du cas du malheureux M. Elphick convaincra les fumeurs du gros intérêt qu'ils auraient à s'arrêter [196]. » Autrement dit, donnons-leur une leçon.

En octobre 1993, un gynécologue du Billinge Hospital de Wigan annulait un traitement de stérilité lorsqu'il apprend que la femme de vingt-deux ans fume quinze cigarettes par jour. Ce fut probablement la première fois en Grande-Bretagne qu'on refusait de soigner un fumeur pour une affection sans rapport avec le tabac [197]. Mais deux mois auparavant, un garçon de quatre ans n'avait pas été opéré des dents au Thanet General Hospital, lorsque l'anesthésiste avait appris que la mère fumait. Si l'on en croit le *Sunday Express*, le médecin a sermonné la mère et lui a dit que son enfant ne serait pas soigné tant qu'elle n'aurait pas arrêté de fumer [198].

Désormais, certaines entreprises licencient ou refusent d'embaucher des fumeurs. À Londres, devant la Maison de l'Australie, des diplomates australiens ont été vus sur le trottoir, cigarette à la main : fumer était interdit dans l'immeuble [199]. Les interdictions de fumer sont également fréquentes dans les prisons et les hôpitaux. En janvier 1993, un garçon de seize ans s'est pendu dans un centre de détention : sur la recommandation du médecin carcéral, on l'avait mis dans une cellule pour non-fumeur [200]. Le garçon laissa une note expliquant qu'il avait besoin de fumer pour lutter contre la dépression. En décembre 1993, une fillette de treize ans s'est pendue, craignant d'être exclue de l'école pour avoir fumé [201]. Un psychiatre canadien s'est indigné que des schizophrènes soient obligés de fumer devant l'hôpital par une tempé-

* Docteur Keith Ball, dans *The Guardian*.

rature inférieure à zéro, parce qu'un fanatique de la santé avait décidé que fumer à l'intérieur était malsain : « Avec un zèle répressif, nous harcelons les fumeurs à coups de statistiques, de patchs de nicotine et de diatribes [202]. » Un gériatre s'est plaint dans le *Lancet* du manque d'humanité dont on avait fait preuve à l'égard de ses patients, âgés en moyenne de quatre-vingt-deux ans, en interdisant de fumer dans tout l'hôpital [203].

Aux États-Unis, l'organisation PASS * conseille aux parents qui se battent pour la garde de leurs enfants d'apporter la preuve que le partenaire fume. Le droit de garde ou de visite pourrait lui être refusé [204]. Les tribunaux américains estiment désormais que les parents fumeurs sont inaptes à la garde [205]. Il existe des avocats qui encouragent les enfants à porter plainte contre leurs parents pour le préjudice subi en tant que fumeur passif [206]. Les organisations britanniques qui s'occupent d'adoption ou de garde d'enfants ont retenu comme principe de ne pas placer d'orphelins chez des fumeurs [207]. Un correspondant de l'*American Journal of Public Health* s'est même demandé si des enfants vivant avec des parents fumeurs n'étaient pas victimes de « violence à enfants » telle qu'elle est définie dans le *Child Abuse and Prevention Act* et si un époux fumeur n'était pas coupable de « violence à époux [208] » envers son conjoint.

Le survol de trois siècles de tabacophobie permet de mieux comprendre l'hystérie actuelle. En 1604, année de son accession au trône anglais, le roi James Ier écrit un court texte, assez décousu, contre le tabac **, dont les activistes citent souvent, en l'approuvant, la dernière phrase : « Une coutume repoussante pour l'œil, odieuse pour le nez, nuisible pour le cerveau, dangereuse pour le poumon, dont la noire et puante fumée est semblable à la fumée sti-

* Parents Against Secondhand Smoke (Les parents contre le tabagisme passif).

** *A Counterblast to tobacco.*

gienne d'un puits sans fond. » Une lecture de tout le texte montre clairement que la préoccupation du roi n'était pas le bien-être de ses sujets, mais le sien propre. Selon lui, plaisirs alanguis et raffinements délicats – au nombre desquels il comptait le tabac – constituaient « les premières graines de subversion dans toutes les grandes monarchies ». Le roi appréhendait de voir ses sujets affaiblis par le tabac et, de ce fait, incapables de défendre physiquement « l'honneur et la sécurité de leur roi et du Commonwealth ». Le souverain estimait qu'« il n'y avait nulle part ailleurs de corruption plus indigne et plus dangereuse que l'infâme habitude de fumer prise en ce Royaume ». Que ceux qui jugeraient sévèrement James Ier se rappellent que ce roi était atteint de la maladie de Bright, qu'il souffrait d'hypertrophie des amygdales, de calculs rénaux, de jaunisse, d'hémorroïdes, de caries dentaires, de pyorrhée et d'arthrite. De quoi assurément aigrir un homme [209].

En 1605 *, soucieux de recevoir l'appui des milieux scientifiques et académiques, le roi James s'invita à Oxford pour un débat public sur les dangers du tabac [210]. On vit sans grande surprise les professeurs tomber d'accord avec le roi pour bannir le tabac des facultés de médecine et reconnaître que les gens raisonnables ne devaient pas fumer. Un seul médecin eut le courage d'enfreindre la sagesse royale. Le docteur Cheynell, diplômé depuis deux ans à peine, prit la parole et riposta en tirant sur sa pipe. Il sut heureusement le faire avec suffisamment d'esprit pour que le roi en rie. Pris pour un bouffon, il eut la vie sauve. Le souverain se rendit ensuite à Cambridge, où le vice-chancelier avait pris les précautions nécessaires et ordonné au personnel et aux étudiants de ne pas fumer ou priser durant la visite. Pourtant, même James Ier avait compris qu'il lui serait plus profitable d'imposer des droits de douane élevés sur le

* Antérieures au XIXe siècle, les anecdotes qui suivent sont empruntées aux ouvrages de Conti, de Christen *et al.*, et de Kiernan.

tabac que d'en interdire l'usage. En 1629, le cardinal de Richelieu donna le même conseil à Louis XIII qui haïssait pareillement les fumeurs.

L'attitude de l'Église face au tabac est rapidement passée de l'extrême aversion à la tolérance. En 1642, Urbain VIII publie une bulle anti-tabac, *Ad futuram rei memoriam*, dans laquelle il dénonce l'usage du tabac par le clergé : « Nous rougissons de dire qu'au cours de la célébration de la Sainte-Messe, les prêtres n'hésitent pas à prendre du tabac par la bouche ou les narines, souillant ainsi le linge de l'autel et empestant les églises de fumées nocives. » Toute personne utilisant du tabac dans une église était menacée d'excommunication immédiate. Si son successeur, Innocent X, maintint l'interdiction, le pape suivant, Benoît X, brisa l'interdit, ordonnant qu'il soit « levé, annulé et totalement abrogé, comme s'il n'avait jamais existé ». Benoît ne pouvant se passer de fumer, la papauté autorisa la vente du tabac et des eaux-de-vie, pourvu que les fournisseurs versent d'honnêtes revenus aux États pontificaux.

Dans des régions moins éclairées du monde, les fumeurs ont été persécutés. Ainsi le sultan ottoman Murad IV décréta-t-il que fumer constituait un crime capital. Des récits – plus ou moins authentiques – racontent que son père Ahmed punissait les malheureux surpris à fumer en public en leur enfonçant un tuyau de pipe dans le nez. En guise d'avertissement et afin de dissuader ses autres sujets, il exhibait ensuite les malheureux juchés sur des ânes, dans les rues. Tout comme James Ier, Murad IV pensait que fumer diminuait les qualités guerrières de ses soldats, rendait les hommes stériles – effet secondaire très récemment redécouvert par les unités anti-tabac – et réduisait le potentiel militaire des futures armées ottomanes. Les soldats pris à fumer sur le champ de bataille étaient sommairement décapités, écartelés ou abandonnés à leur sort, mains et pieds écrasés. Une telle sauvagerie n'a pas suffi à endiguer l'inexorable diffusion du tabac, et le successeur de Murad IV devint un fumeur invétéré.

Dans la Russie du XVIIe siècle, les tsars punissaient les fumeurs en faisant fendre leurs lèvres ou leurs narines. Les marchands de tabac étaient fouettés à mort ou castrés. Au Danemark, en 1665, le médecin de la cour, Simon Paulli, rédigea à la demande de Christian IV, roi du Danemark et de Norvège, une dénonciation du tabac. Au Japon, en 1616, les biens des fumeurs pouvaient être confisqués. En Chine, une loi de 1638 menaçait les vendeurs de tabac de décapitation. En Angleterre, en revanche, fumer devint très vite une pratique répandue et respectable. On a même pensé que le tabac protégeait de la peste. En 1665, au collège d'Eton, on forçait tous les garçons à fumer chaque matin. L'un d'eux * raconte qu'il n'a jamais été autant fouetté que le matin où il n'a pas pris de cigarette. En 1899, époque où le fouet était désormais réservé à ceux qui fumaient, le rédacteur en chef du *Medical Press* pouvait évoquer le drôle d'animal qu'est le jeune garçon : avec lui, « les docteurs devraient prescrire exactement le contraire de ce qu'ils souhaitent, s'ils veulent donner une chance honnête à la science médicale [211] ». Ailleurs, comme en Bavière après la guerre de Trente ans, le tabac n'était disponible que sur ordonnance médicale. Cette suggestion a d'ailleurs été reprise en 1983 par le docteur Kilcoyne de l'Irish Heart Foundation **. Celui-ci demandait l'institution d'un registre pour tous les fumeurs d'Irlande. Ainsi personne ne pourrait fumer à moins d'être enregistré [212]. Dans le même ordre d'idées, en 1976, un responsable anglais *** suggérait que les cigarettes ne puissent être achetées qu'avec une ordonnance.

En 1667, le bourgmestre de Zurich ordonnait que les

* Tom Rogers, responsable de chapelle.

** Fondation irlandaise pour les problèmes cardiaques.

*** George Teeling-Smith, directeur de l'Office of Health Economics.

fumeurs soient mis aux travaux forcés ou bannis. Un prédicateur allemand *, en 1658, s'interrogeait : « Quelle différence y a-t-il entre fumer et se suicider sinon que, pour mourir, l'un demande plus de temps que l'autre. » En 1699, le président de l'École de médecine de Paris déclarait que la relation amoureuse était une brève crise d'épilepsie, mais fumer, un état épileptique permanent.

Au XIXe siècle, la reprise de l'agitation anti-tabac prend l'allure d'une croisade menée conjointement par les médecins et les moralistes. Le développement de l'industrialisation capitaliste requiert une force de travail dont les capacités ne doivent pas être affectées par le tabac ou l'alcool. Dans l'Angleterre victorienne, les faiblesses humaines, surtout celles auxquelles succombent les classes laborieuses, sont vues comme autant de menaces pour l'accumulation du capital. L'esprit puritain de l'époque transparaît dans les réglementations imposées aux employés de bureau de Lichfield en 1852. Ces textes précisent, entre autres interdictions, que l'envie de tabac, de vin et d'alcool est « une faiblesse humaine », « comme telle, interdite à tous les employés ». C'était l'époque où les petits enfants étaient exploités dans les mines de charbon et passaient souvent douze à quatorze heures par jour sous terre sans que les autorités médicales ou religieuses – qui, par ailleurs, soutenaient les nouvelles ligues anti-tabac – y trouvent à redire.

On trouve tout de même, en 1833, la formulation inattendue d'une opinion modérée. James Johnson ** met en doute les estimations alarmistes provenant d'Allemagne selon lesquelles 50 % des décès chez les hommes de dix-huit à vingt-cinq ans sont dus au tabac. Pour Johnson, fumer est peut-être une coutume bestiale et inacceptable, mais la pratique n'est pas « aussi pernicieuse que semblent l'imaginer ses adversaires ». L'homme avait éga-

* Jacob Balde.

** Rédacteur en chef de la *Medico-Chirurgical Review*.

lement tenté de dissiper les craintes sur la pollution de l'air londonien par le tabac, en soulignant qu'« il faudrait bien davantage de pipes qu'il n'y en a actuellement en circulation pour souiller l'atmosphère enfumée de la nouvelle Babylone [213] ».

Les années 1850 en Grande-Bretagne furent dominées par le Grand Débat sur le tabac déclenché en 1856 par un article de Samuel Solly * qui prétendait que l'augmentation des cas de paralysie était due au tabac [214]. Les uns après les autres, les correspondants énuméraient les maladies dont le tabac était responsable : faiblesse musculaire, jaunisse, cancers de la langue, des lèvres et de la gorge, genoux chancelants et tremblement des mains, ramollissement du cerveau et affaiblissement intellectuel, épilepsie, folie, impuissance, spermatorrhée, apoplexie, manies, crétinisme, maladies du pancréas et du foie, surdité, bronchite et maladies cardiaques. Certains prétendaient que le tabac nuisait non seulement au fumeur, mais à sa progéniture. Pour un certain docteur Pidduck **, « la faiblesse nerveuse, l'hypocondrie, l'hystérie, la folie, les difformités liées au nanisme, les vies de souffrances et les décès précoces » témoignaient amplement de « la faiblesse et de la fragilité de constitution transmises » aux enfants de fumeurs invétérés [215].

On craint alors que la santé de l'Angleterre ne soit en danger, que le tabac ne rabaisse la race dans l'échelle des nations au niveau de dégénérescence atteint par les Turcs. Un correspondant signale qu'en Allemagne, le recours permanent au tabac a rendu le port des lunettes aussi naturel que le port du chapeau chez les Anglais ; il conclut qu'une comparaison attentive de la mortalité et de la morbidité chez les fumeurs et les non-fumeurs montrerait clairement que la nicotine, le goudron et les

* Publié par *The Lancet*. Solly était chirurgien à l'hôpital St. Thomas à Londres.

** *The Lancet*, 14 février 1856.

dizaines d'autres poisons contenus dans le tabac raccourcissent la vie.

Comme à l'ordinaire, le bon sens se faisait rare. Toutefois, un correspondant, le psychiatre J. C. Buckeville, fit judicieusement remarquer que les exagérations produisent souvent l'effet contraire à celui recherché : « Les arguments utilisés contre l'usage modéré du tabac sont aussi partials et peu concluants que ceux brandis par les buveurs d'eau contre le plaisir des boissons fermentées. Ils recourent au même sophisme : si quelque chose n'est pas indispensable au maintien de la santé, si son abus est parfois cause de maladie, alors son utilisation est nocive et répréhensible en toutes circonstances [216]. » À un moment du Grand Débat, le rédacteur en chef du *Lancet* mit à son tour en garde contre une présentation excessive. On risquait, sans l'avoir voulu, d'y perdre l'emprise absolue détenue « sur l'esprit du public », la déferlante des interdits ne s'arrêtant pas et attaquant tour à tour le tabac, la viande, le sel, l'alcool ou le sucre. Et l'éditorialiste de s'interroger : « La poésie, la peinture, le porto et la pipe à tabac seront-ils emportés par ce déferlement moralisateur et l'Humanité, qui tant aspire au plaisir pour lequel elle est aussi faite, sera-t-elle réduite à l'état de légume pensant [217] ? » C'était là le sentiment général du public, très peu convaincu par les tirades anti-tabac. L'avocat A. Steinmetz a publié un pamphlet défendant les fumeurs et accusant Solly de souffrir du syndrome de l'ancien fumeur. Il ajoutait : « Espèrent-ils vraiment persuader le public que les médecins portent un intérêt à la santé des nations [218] ? » On peut à bon droit toujours se poser la question.

Aujourd'hui la liste des maladies et des malheurs qui attendent ceux qui continuent de fumer est encore plus longue qu'à l'époque du Grand Débat de 1856 mais elle contient des nouveautés. Y sont désormais inclus fractures de la hanche, attaques, abcès du sein, leucémie, stérilité, désordres menstruels, varicocèle, migraine, ulcère peptique, perte d'audition, embolie pulmonaire, démence, hypertension, sida et cancers de toutes sortes, sans omettre celui des poumons. Les enfants de fumeurs seraient peu intelligents, sujets à la délinquance, à l'asthme, aux pneumonies, bronchites, méningites et infections de l'oreille, à l'hyperactivité, au cancer et à la mort subite du nourrisson. Les femmes qui fument pendant leur grossesse sont averties que leur enfant, s'il n'est pas mort-né, risque le bec-de-lièvre ou quelque autre malformation congénitale ou encore une santé physique et mentale déficiente. Les femmes qui vivent avec un fumeur courent le risque de développer un cancer du col de l'utérus ou du sein ou de faire une crise cardiaque.

En 1969, le docteur J. H. Jaffe, psychiatre que le président Nixon avait chargé de faire « la guerre aux drogues », déclare que fumer est une forme de désordre mental, euphémisme moderne pour les fumeurs « dégénérés » du XIXe siècle [219]. Quand on mène une guerre totale contre un ennemi mortel, toutes les ruses, toutes les tactiques, tous les stratagèmes sont bons. Voici ce que recommande aux activistes anti-tabac l'opuscule publié en 1986 par la British Medical Association : « Si à un moment donné, il ne se passe pratiquement rien ou si tout va mal, faites intervenir une personnalité connue, lancez une campagne publicitaire percutante ou publiez des statistiques scandaleuses [220]. » Pour donner plus de poids à leur guerre, activistes et fabricants d'anxiété ont jugé bon de comparer les victimes du tabac et de l'holocauste. Selon le docteur Foege, « le nombre total de morts attribuables chaque année au tabac finira par égaler le tribut de l'Holocauste ». Et pour s'assurer que le message est bien compris, il intitule son article : « Le développement de la peste brune [221]. » Un autre auteur écrit dans le même journal : « Le tabac coûte en vies et en dollars plus cher que la cocaïne, l'héroïne, le sida, les accidents de la route, les assassinats et les actions terroristes réunis. À ce rythme, nous perdrons six millions de nos frères dans les prochains seize ans et quatre mois * [222]. » C'est très exactement ce que le député Hobson soutenait devant le Parlement américain le 22 décembre 1914, lorsqu'il affirmait : l'alcool « sape la santé publique, abat, tue, blesse nos concitoyens bien plus que ne le font la guerre, la peste et la famine combinées ».

Pour les fumeurs perdus dans les chiffres, il reste le vieux bobard suivant lequel le tabac donne des rides. Dans *Bartholomew Fayre* (1614) de Ben Johnson, le juge Overdo prévient : le tabac rend le teint du fumeur « semblable à celui de l'Indien qui le vend » ; de plus, « il pourrit les poumons, tache le foie et enfume le cerveau comme un fumoir à jambons ». Le « faciès du fumeur » est aujourd'hui bien connu et le *British Medical Journal* a publié en 1985 une série de photographies ** pour montrer à quel point les fumeurs invétérés sont laids [223]. Le « faciès du fumeur » a été étudié dans d'autres publications médicales. Mais jusqu'ici, personne n'a repris l'observation faite en 1920 *** selon laquelle « les femmes qui fument ont le nez rouge et la moustache qui pousse [224] ».

Nuehring et Merkle ont retracé l'attitude officielle face au tabac dans la société américaine contemporaine. Au début du siècle, quatorze États interdisent la cigarette ; tous les autres, à l'exception du Texas, ont des lois contre la vente de cigarettes aux mineurs [225]. Dans le Michigan, par exemple, quiconque vend ou donne des cigarettes à un mineur de moins de vingt et un ans est passible d'une peine de prison ou d'une amende. La possession de cigarettes par un mineur est également punissable. La recherche du profit a ensuite pris le pas sur la morale. En 1927, les quatorze États avaient abrogé leurs lois anti-cigarettes. Il y eut un long intermède avant le

* Durée calculée pour atteindre la fin du millénaire.
** Dont celle du poète W. H. Auden.
*** Relevée par H. L. Mencken dans *Americana*.

nouveau coup de balancier produit par la publication en 1964 du rapport « Tabac et Santé » par le directeur général de la Santé. L'année suivante, les avertissements apparaissaient sur les paquets de cigarettes. En 1971, la publicité à la télévision était interdite. Les fabricants américains n'ont d'ailleurs pas souffert de ces mesures, la réduction de la consommation domestique étant plus que compensée par l'augmentation des exportations, notamment vers le Tiers-Monde. Comme Nuerhing et Merkle le faisaient remarquer, « le zèle anti-tabac des administrations fédérales demeure en grande partie un mystère. Il semble que leur insistance soit surtout liée à des considérations relatives à leur survie, à la définition de leur rôle et de leur pouvoir ». La dernière campagne européenne, avant celle actuellement inspirée par les Américains, a été menée par l'Allemagne nazie. Comme souvent, le tabac et l'alcool étaient simultanément visés. Le correspondant berlinois du *Journal of the American Medical Association* rapportait en 1939 l'exposé sur les effets néfastes du tabac et de l'alcool qu'avait fait, devant une foule de quinze mille personnes, un professeur de santé publique : le tabac était hautement dangereux pour la santé et réduisait le nombre de jeunes bons pour le service militaire. Selon ce professeur, il existait un lien étroit entre l'usage du tabac et la sensibilité aux maladies physiques et mentales. Le phénomène de dépendance devait être combattu sans merci par le gouvernement et « les méthodes de plus en plus honteuses de publicité interdites [226] ». Hermann Goering, commandant en chef de la Luftwaffe, interdisait à ses pilotes de fumer en public – en 1993, ce sont les militaires de Singapour en uniforme qui se sont vu interdire la cigarette [227]. Hitler lui-même préleva sur ses fonds personnels la somme de cent mille marks dont il fit don à l'Institut contre le tabac de l'université d'Iéna.

Le rêve d'un monde sans tabac d'ici l'an 2000 que nourrit le directeur de la Santé des États-Unis [228] est bien loin des vrais problèmes que constituent aujourd'hui la faim, la surpopulation, les guerres, les maladies liées à la pauvreté ou encore l'inhumanité de l'homme pour l'homme. Nous devrions, dans les pays développés, accepter qu'il y ait des gens qui, pour une raison ou une autre, continuent de fumer. Si les risques encourus par le fumeur sont indiscutables, ils devraient être exposés tels quels, sans exagération ou moralisation. Il est malhonnête de la part de l'État de reprocher aux fumeurs leur dépendance et, dans le même temps, de tirer d'importants revenus de la vente du tabac. Une dose de paternalisme envers les enfants est justifiée, mais décourager la jeunesse de commencer à fumer doit rester de la responsabilité des parents, non relever d'une coercition étatique.

La science est l'une des victimes inattendues de cette guerre au tabac. Anthony Flew, disciple de Hume, remarquait : « Toute personne ou toute organisation qui fait campagne contre le tabac a une bonne raison de prouver les dangers de l'usage public du tabac. Plus les dangers sont répandus et importants, mieux c'est, car ils offrent le prétexte, indispensable pour saper l'opposition des tenants de la liberté individuelle [229]. » Les hommes de science, qui se veulent progressistes lorsqu'ils font croisade pour la santé publique, mettent tant d'acharnement à découvrir les preuves qui justifient leur attitude que « la tentation de s'abuser soi-même a, chez eux, autant de force que le profit matériel » chez d'autres.

Le philosophe politique John C. Luick a montré de façon séduisante que la nécessité, pour le mouvement anti-tabac américain, de fournir les preuves du danger encouru par d'innocents fumeurs passifs a engendré la corruption politique de la recherche scientifique dans les bureaux de l'agence de Protection de l'environnement * ou de la Direction générale de la santé. Pour Luick, une science corrompue se reconnaît à trois caractéristiques

* EPA ou Environmental Protection Agency.

majeures : « En premier lieu, une science corrompue ne part pas d'une hypothèse et de données pour arriver à une conclusion ; elle part d'une conclusion présupposée ou acceptable, et sélectionne les données qui permettent d'y accéder. En d'autres termes, c'est une science qui sélectionne les données afin de parvenir à la bonne conclusion et où la conclusion, par la nature même des données utilisées, falsifie la réalité.

D'autre part, une science corrompue travestit la réalité mais aussi la démarche adoptée pour atteindre la conclusion. Plutôt que de reconnaître son approche sélective, son besoin de parvenir à la bonne conclusion, plutôt que d'admettre la complexité du problème et la limite des preuves disponibles, elle habille sa démarche et ses conclusions d'un manteau de certitudes.

Enfin, et c'est peut-être là le plus grave, si la vraie science examine les objections en fonction de la qualité des preuves et des arguments apportés, si elle juge sans pertinence les attaques *ad hominem*, la science corrompue cherche à créer de formidables barrières institutionnelles à la critique : elle exclut les dissidents du processus d'évaluation, elle réduit les opposants au silence en mettant en cause, non leurs qualités, mais leur caractère et leurs motivations [230]. »

Jusqu'aux années cinquante, l'épidémiologie était une discipline qui s'intéressait principalement au développement des maladies infectieuses. Depuis, elle est de plus en plus devenue un jeu d'associations où l'on cherche à lier les « maladies de civilisation » aux différents « facteurs de risque ». Si elle veut imposer le respect dû à la science, cette nouvelle épidémiologie doit absolument adopter de rigoureux canons de déduction scientifique et exercer une critique scientifique sans arrière-pensées ni préférences, même lorsque les résultats déplaisent aux chercheurs. Ses conclusions doivent être fondées et solides, ne pas être dictées par la mode, la politique, l'intérêt de l'épidémiologie elle-même ou la définition qu'un épidémiologiste pourrait éventuellement donner de l'intérêt public. Le XXe siècle a connu suffisamment de régimes qui ont toléré ou même encouragé une science indigne ou frauduleuse, au nom du bien de la nation ou de la société. Ces régimes dégradent la science et rendent les sociétés malades.

On peut s'interroger sur la rigueur scientifique de l'épidémiologie aujourd'hui. À une session plénière de l'Association internationale d'épidémiologie, le professeur John Last, figure de proue de l'épidémiologie canadienne, s'indignait que l'on puisse critiquer des études qui, bien que scientifiquement imparfaites, aboutissaient à des conclusions « politiquement correctes ». Il jugeait de telles critiques « irresponsables ». Ce qui inquiétait M. Last, c'était « l'application rigide, insensible, de la rigueur scientifique qui, écartant le poids des preuves indirectes, met en cause la validité des résultats épidémiologiques *alors même que ce n'est pas dans l'intérêt du public* » (italiques ajoutées) [231]. Il poursuivait en regrettant de voir « certains épidémiologistes continuer de contester les preuves qui établissent un lien entre le tabac et le cancer » – sans doute faisait-il allusion aux fumeurs passifs. Selon lui, de tels scientifiques « devraient rendre des comptes pour le mal causé ». Rendre des comptes à qui ? On s'interroge. Au Grand Inquisiteur ?

TROISIÈME PARTIE

Une médecine coercitive

I – DE LA THÉORIE À LA PRATIQUE

Dans son magistral ouvrage, *Du pouvoir : histoire naturelle de sa croissance,* Bertrand de Jouvenel note que, jusqu'au XVIIIe siècle, le mécanisme de développement du pouvoir de l'État était compris et analysé dans les écrits critiques d'un Montesquieu, d'un Tocqueville ou d'un Taine ; mais aujourd'hui « nous ne le comprenons plus, nous ne protestons plus, nous ne réagissons plus [1] ». En Grande-Bretagne, le dernier défenseur des libertés individuelles fut John Stuart Mill. Peu de jeunes gens quittent l'école en connaissant son nom ou son œuvre. Les responsables publics de l'enseignement obligatoire veillent à ce que son essai sur les libertés ne tombe entre les mains de leurs pupilles.

Jusqu'au XVIIIe siècle, c'est l'Église qui définissait la place de l'homme dans l'univers et édictait les règles de conduite humaine. Avec la Déclaration d'indépendance américaine, « le droit au bonheur » fut, pour la première fois dans l'histoire de l'homme, reconnu et garanti à tout citoyen par un pouvoir séculier. Deux cents ans plus tard, l'État cherchait à accroître de façon autoritaire le « bonheur » de l'homme qui ne résidait plus désormais dans l'individualisme farouche des Pères Fondateurs mais dans l'adhésion aux directives publiques touchant au mode de vie. Cette évolution a été facilitée par l'émergence d'une nouvelle classe d'experts en bonheur humain. Celle-ci a convaincu les masses du faux éclat des vieilles utopies et de la pertinence des méthodes objectives de « modification comportementale » reposant sur des principes purement scientifiques et rationnels. On fait de la « Santé » l'équivalent scientifique du « Bonheur ». Le bio-stylisme remplace la droiture, le respect des convenances sociales et même des bonnes manières. Ce sont l'épidémiologie et la statistique qui ont fourni le gros des experts en bio-stylisme. Pour la réalisation de leur projet, ces hommes demandent et reçoivent sans peine l'appui des organes coercitifs de l'État. Ils sont épaulés par une armée de bureaucrates auxiliaires et d'assistants, là encore volontiers fournis en échange d'une parcelle de pouvoir.

Mais a-t-on jamais demandé aux intéressés, à l'autre bout de la chaîne, s'ils voulaient du style de vie « correct » défini dans les publications officielles ? Ou même s'il correspondait à leur idée du bonheur ? Comme l'écrit Jouvenel : « Partout, la gestion des intérêts généraux est confiée à une classe qui a un besoin physique de certitudes et adopte des vérités incertaines avec le même fanatisme qu'autrefois, les hussites et les anabaptistes. » Aujourd'hui, l'épidémiologie est une source inépuisable de vérités douteuses que des tours de passe-passe statistiques changent en certitudes [2].

Comme le léninisme autrefois, le bio-stylisme attire par ses magnifiques promesses des esprits altruistes, dévoués et, par ailleurs, intelligents. Certains vont parfois jusqu'à reconnaître que certains intérêts peuvent être lésés par une telle politique. Mais comme les activistes marxistes-léninistes aimaient le rappeler, on ne fait pas d'omelette sans casser d'œufs. Seuls d'irresponsables laquais au service d'industries que les maladies engraissent, seuls des hommes moralement stupides peuvent combattre cette glorieuse vision d'une santé pour tous et d'une planète sans tabac d'ici l'an 2000.

Variées sont les méthodes utilisées pour mettre en œuvre cette politique ortho-biotique : substitution en matière de santé de la propagande à l'éducation ; mise en œuvre de dépistages périodiques pour tous les citoyens ; pressions exercées sur le généraliste que l'on incite financièrement à agir comme un agent de l'État ; défense du caractère objectif de l'ortho-biotisme alors qu'il s'agit d'une science politiquement corrompue ; taxation des produits jugés « malsains » ; ingérence dans la promotion de produits pourtant conformes à la législation ; introduction de réglementations « hâtivement bâties sur la myopie des intérêts et l'aveuglement des passions [3] ». Les responsables de cette politique ne rendent aucun compte au public. Ils opèrent dans un vide moral. En vérité, leur pouvoir est incontesté du fait de la légitimité qu'ils empruntent illégitimement à la médecine, aux sciences et aux bienfaits qui s'y rattachent. L'ampleur du mal qu'ils peuvent causer n'est pas définie...

II – LA CONTRAINTE ALTRUISTE

Mais qu'est-ce qui pousse les éducateurs de santé à élaborer des stratégies de « modification comportementale » ? Pourquoi la profession médicale se charge-t-elle dans l'allégresse du contrôle des comportements ? S'agit-il tout bonnement d'altruisme ? D'une forme bénigne de paternalisme ? Ou bien d'un zèle puritain qui cherche à promouvoir un conformisme général ? On nous invite à fuir les styles de vie « risqués » qui au fond s'écartent de la vision puritaine et « comme il faut » des classes moyennes. Mettons un terme aux dangers d'activités aussi plaisantes que boire, bien manger et faire l'amour ! La profession médicale n'est pourtant pas connue pour le puritanisme exemplaire de ses membres. Mais exercer un contrôle sur le style de vie d'autrui permet d'accroître un pouvoir, par ailleurs, jalousement gardé et fondé sur le charisme et l'autorité scientifico-morale.

Que la médecine soit une autorité morale, peu le contestent. Les médecins sont du côté des anges. Ils combattent le mal, la souffrance, la mort. La nature de leur fonction accroît encore leur charisme. Ces hommes voient par les rayons X « au travers » du patient ; ils plongent celui qu'ils anesthésient dans un état proche de la mort ; ils tiennent les cœurs dans leurs mains, opèrent les cerveaux, implantent des pièces de rechange. Leur autorité scientifique vient de ce qu'ils incarnent désormais l'homme de science type. Ils ont adopté au XIXe siècle la blouse blanche du scientifique de laboratoire. Le microscope et la rangée d'éprouvettes posées derrière le bureau donnent au patient l'impression d'être face à Pasteur.

L'étude du comportement humain n'est pas une science en ce qu'elle ne permet pas d'établir de lois universelles. Elle bâtit des schémas moraux qui n'ont de sens que pour une société, une époque et un lieu déterminés. Cela ne signifie pas que le comportement humain ne soit pas important ou fascinant. Mais l'intérêt ne fait pas la science. Cherchant à distinguer les phénomènes objectifs des phénomènes subjectifs, Michael Oakesholt * a recouru à la métaphore des *blinks* et des *winks* **. Les premiers représentent les faits, les seconds donnent le sens. En médecine les *blinks* correspondent aux signes objectifs de la maladie. Mais l'idée de maladie est elle-même partiellement le résultat d'une construction de *winks*. Être médecin c'est au fond interpréter des *blinks*.

* Écrivain et sociologue anglais (1901-1990).

** Le *blink* est un battement de paupière, le *wink*, un clin d'œil.

Cette interprétation subjective et morale est fondamentale, mais elle est masquée sous un jargon technique et « objectif » qui copie le langage de la science.

Pour reprendre un exemple de Thomas Szasz, l'anorgasmie – incapacité à éprouver un plaisir sexuel – est une « maladie » que soignent les médecins, mais l'incapacité à pleurer de chagrin n'est pas, suivant un critère tout arbitraire, considérée comme une maladie. La dépendance aux drogues est une autre maladie, non celle à l'argent ou au pouvoir.

L'un des principaux fondements sur lesquels repose le pouvoir médical réside dans le monopole qu'il détient dans la définition du « normal » et la stigmatisation de l'« anormal ». Par le passé, cette fonction normative ne s'appliquait qu'aux désordres physiques, aux troubles mentaux suffisamment graves pour nécessiter l'intervention d'un psychiatre. De nos jours, avec la nouvelle politique de promotion de la santé ou de prévention des maladies, le besoin de fixer une norme s'est étendu au comportement des bien-portants. Selon qu'elles correspondent à un modèle, explicitement ou implicitement, moralisant, les conduites sont « malsaines » ou bien « irresponsables ». Que l'apparition du terme « société permissive » soit contemporaine de mesures destinées à accroître le contrôle médical sur la vie d'autrui ne manque pas de saveur.

Participant en 1992 à une conférence d'universitaires qui avait lieu au Canada, Malcolm Bradbury voyait dans le campus l'enfer type des années quatre-vingt-dix : « Lieu politiquement correct sans tabac ni alcool où le préservatif, dans les chambres, voisine avec le sachet de Nescafé mais où les filles circulent toujours avec une alarme antiviol. »

Un correspondant de Singapour m'a envoyé quelques coupures de la presse locale. On lit dans l'une d'elles que le ministre d'État chargé de l'Éducation a fait connaître la nouvelle stratégie gouvernementale pour combattre l'obésité des enfants à l'école : le poids de chacun donnera lieu à la distribution d'une note qui sera portée sur le bulletin. Les parents pourront ainsi suivre, en même temps que les progrès scolaires, la santé et la condition physique de leurs enfants [4]. Dans le *Straits Times*, un cardiologue a proposé que l'on réduise les impôts de quiconque s'inscrivant à un club de culture physique, achetant un « tapis roulant » ou une bicyclette d'appartement [5]. La propagande-santé est faite en anglais, en mandarin, en tamoul et en malais afin de toucher le plus grand nombre possible de Singapouriens. Mâcher du chewing-gum est interdit dans le pays bien que, selon le ministère de la Santé, seuls soient passibles de poursuites ceux qui s'y adonnent dans les lieux de restauration publique [6]. Plus près de nous, on a vu commencer à apparaître en 1991 des titres comme : « Le plus malade des pays européens, la Grande-Bretagne, se meurt, tué par son mode de vie. » Au même moment, un rapport gouvernemental * établissait que 85 % des morts par cancer pouvaient être évitées et que 30 % des décès dus aux maladies cardio-vasculaires devaient être supprimés d'ici l'an 2000. Pour atteindre cet objectif, le rapport en appelait à une modification radicale du comportement. Le gouvernement peut toujours justifier son immixtion dans la vie privée en prétendant qu'il agit dans l'intérêt de populations qui, par irresponsabilité, stupidité ou inconscience, ne s'en aperçoivent pas. Cet argument est difficilement réfutable si les hommes qui disposent du pouvoir d'imposer un changement de comportement sont précisément ceux qui définissent l'irresponsabilité, la stupidité ou l'inconscience.

Craig Clairborne a éloquemment défendu son droit à l'irresponsabilité ** : « J'adore les hamburgers, le chili

* *The Health of the Nation.*

** Cité par Daniel Wikler dans une analyse approfondie de la déontologie des mesures gouvernementales prises aux États-Unis en matière de réformes comportementales. Clairborne tenait la rubrique gastronomique du *New York Times*.

con carne et les hot-dogs, le foie gras, le sauternes et ces petits oiseaux appelés ortolans. J'adore les œufs de caille sur canapés accommodés à la sauce hollandaise, les clams cuits avec une langouste et les crêpes fourrées à la crème. Et à l'idée de raccourcir ainsi mon séjour terrestre de quelques heures, je dirais simplement que je ne tiens pas finir aussi vieux que Mathusalem et à vivre encore à cent ans ou plus par la grâce d'un appareil électrique [7]. » Clairborne est peut-être irresponsable, mais il n'est ni stupide ni inconscient. Sa prose est bien meilleure que celle de nombreux opuscules de promotion-santé. C'est ce qui rend des gens comme lui dangereux.

L'éducation en matière de santé devrait fournir des informations utiles, factuelles, facilitant un choix raisonné. Il est toujours possible de décider d'ignorer les avertissements et d'accepter les risques. Évidemment, pour les promoteurs de santé, un tel choix serait « déraisonnable » puisqu'il signifierait l'échec de leur entreprise. Aussi la crainte de l'échec pousse-t-elle à recommander l'utilisation de méthodes plus efficaces et l'exercice de différentes formes de contrainte faisant intervenir les textes de loi, la pression morale ou les techniques sophistiquées de manipulation mises au point par l'industrie publicitaire. Comme Wikler le remarque : « L'éducation de la santé peut exiger une désinformation patente et délibérée : les directives peuvent faire entendre ou même clairement affirmer que les preuves scientifiques en faveur d'une pratique donnée ne laissent place à aucune équivoque, même si ce n'est pas le cas. » Au lieu de faciliter un choix rationnel, une telle approche rend les gens encore plus dépendants de l'opinion des « experts ».

Dans la mesure où l'éducation de la santé vise, dans l'ensemble, des pratiques globalement « immorales », on peut à bon droit se demander si son objectif principal est bien l'amélioration de la santé. On a vu ainsi un éducateur mettre en garde contre « la paresse, la gloutonnerie, l'intempérance, la conduite automobile dangereuse, la frénésie sexuelle et le tabac [8] ». Il y a pourtant d'autres activités qui comportent un risque pour la santé, mais parce qu'elles sont moralement irréprochables, aucun avertissement n'accompagne, par exemple, l'équipement pour le saut à l'élastique, la voiture de sport, les crampons d'alpiniste ou la tenue de jogging. D'un simple point de vue économique, on devrait encore, comme Wikler le fait remarquer, pénaliser par esprit d'équité les non-fumeurs qui, vivant plus longtemps, absorbent une part démesurée des remboursements de Sécurité sociale et des fonds de retraite.

Certains spécialistes en matière éthique ont tenté de défendre le rôle paternaliste de l'État. Seules seraient prises des mesures de bon sens. Jamais on ne verrait l'État s'ériger en « Grand Frère ». Ainsi Dan Beauchamp affirmait-il, en 1988, qu'« on se contenterait de limiter l'alcool et le tabac au moyen de taxes et de restrictions de distribution, de contrôler les petites armes à feu, de forcer les motocyclistes à porter un casque, de rendre la ceinture de sécurité et les coussins à air obligatoires dans les voitures ». Beauchamp rejetait la période de prohibition empreinte, selon lui, non de paternalisme, mais de moralisme [9]. Une telle distinction n'est-elle pas spécieuse dans la mesure où un paternalisme dénué de moralisme demeurerait une notion abstraite, sans portée concrète ? Le bio-stylisme est par excellence un paternalisme moralisant. Comme on pouvait s'y attendre, ses théoriciens et ses avocats, à l'instar de Beauchamp, attaquent les partisans de l'autonomie individuelle comme John Stuart Mill ou Ronald Dworkin. Ils les accusent de poursuivre un idéal mythique qui aurait « grand besoin d'être dégonflé ».

Le paternalisme médical peut aussi être pratiqué par procuration, par exemple, lorsque des médecins recommandent au gouvernement l'application de mesures de promotion-santé. Mike Oppenheim refusait qu'on charge les médecins, qui ne disposent d'aucun moyen coercitif, de la « maintenance de la santé [10] ». Un tel rôle devait, selon lui, « être rempli par l'État qui veillerait à l'application de contraintes essentielles à l'intérêt de tous ». Le programme serait exécuté par des infirmières et un personnel formé en conséquence. Oppenheim proposait comme mesure de coercition utile de lier l'octroi du permis de conduire à la capacité par tout postulant de prouver sa soumission à différents tests de dépistage médical.

Selon un autre moraliste *, nous devons résister à l'État qui use de son pouvoir pour « nous obliger à nous conduire de façon saine », mais « sans nous y opposer totalement ». Commençons d'abord par l'éducation puis prenons éventuellement, en cas d'échec, des mesures plus fortes [11]. Entre se soucier du bien-être des individus et imposer par la contrainte un comportement sain, la frontière est trop floue pour être perceptible.

Des médecins ont suggéré que les compagnies d'assurances instaurent un système de malus où les personnes qui mangent trop, boivent, ne font pas d'exercice, bref, qui vivent mal, paient plus. Un tel système, selon J. Stoke, « amènerait les gens à se sentir davantage responsables de leur santé ». Pour éviter tout reproche d'ingérence dans la vie privée, on reconnaîtrait à chacun le droit de ne pas se prêter à l'analyse de son mode de vie ; mais les primes seraient, alors, automatiquement celles des assurés à plus haut risque [12].

Alors que Beauchamp pensait que l'obligation du casque pour les motocyclistes constituerait la limite ultime de la contrainte, le *Lancet* s'interrogeait : « À quand le casque pour les cyclistes [13] ? » Une loi en ce sens a déjà été adoptée en Australie. Reste à prouver que le casque protège bien le cycliste de graves blessures à la tête. Selon Mark McCarthy, directeur de la Santé publique à Londres, les casques n'ont pas amélioré la

* Daniel Callaghan, dans un article du *New England Journal of Medicine*.

sécurité, ils ont simplement transféré sur la victime la responsabilité de la protection [14]. Si les décideurs estiment vraiment que le casque évite les blessures à la tête, ajoutait-il, alors ce sont aussi les piétons et les automobilistes qui doivent le porter car il y a beaucoup plus de blessés à la tête dans ces deux dernières catégories que chez les cyclistes [15]. En Australie, dans l'État du New South Wales, la loi veut que toute piscine privée soit clôturée afin d'éviter la chute des petits enfants. Comme on le voit, il n'y a pas de limite à la législation par prévention qui mène l'État à accroître son pouvoir de surveillance, de contrôle et de sanction.

On peut vouloir le bien et faire le bien. Mais il arrive aussi que les faits démentent les intentions, que les moyens ne justifient pas la fin. Il arrive même que l'on punisse pour le bien, que l'on se sente bien d'avoir accompli son devoir dans l'intérêt supérieur de la société ou dans l'intérêt différé du puni. Le paternaliste ou, pour utiliser un autre terme, le partisan de l'autorité se caractérise par sa certitude de posséder une sagesse et une moralité supérieures à celles des administrés. Puisqu'il comprend mieux que quiconque ce qui est bien, ce qui est bon, ce qui est sain, il est tenu d'en faire profiter les moins privilégiés. Que ces derniers, myopes ou simplement récalcitrants, renâclent, et c'est un diktat qui s'impose. Comme l'observe William Clayton, « en histoire, c'est lorsqu'on a cherché à développer au mieux les potentialités qu'on lui prêtait que l'homme a couru les plus grands risques [16] ». Ce sont les médecins, les prêtres, les juges, les philosophes, les éducateurs ou les sociologues qui se chargent de donner aux théories et aux méthodes d'amélioration de la vie des masses un contenu intellectuel. Les souffrances imposées au peuple par les marxistes n'ont d'égales que celles causées par un autre mouvement de masse œuvrant pour l'amélioration de l'économie et du pays, le Parti national socialiste des travailleurs allemands du Troisième Reich. Dans les deux systèmes politiques, la santé constituait une priorité.

III – LE MÉDECIN AU SERVICE DE L'ÉTAT

Pour Sir Theodore Fox, ancien rédacteur en chef du *Lancet*, « le médecin n'est pas au service de la science, de la race ou de la vie. C'est un individu au service d'un autre individu, le patient. Ses décisions se fondent toujours sur l'intérêt individuel [17] ».

Pourtant, par la nature même de leur contrat, les médecins du service public et ceux employés par les compagnies d'assurances ou les entreprises ont d'autres engagements. Même privé, un médecin peut être contraint par la loi ou sous peine de sanctions à divulguer des informations confidentielles obtenues lors de consultations privées. Il peut également être empêché d'apporter une aide médicale aux patients qui décideraient d'utiliser des médicaments non autorisés. Il est courant de voir à l'hôpital des malades participer malgré eux à des recherches dont l'objet est moins leur bien propre que la carrière du médecin.

En 1971, le sociologue américain Irving Zola qualifiait la médecine de principal pilier de contrôle social. Voilà pourquoi l'État veille à entretenir de bonnes relations avec une profession dont les compétences lui servent à des fins politiques ou économiques. L'histoire récente de la coopération du corps médical aux régimes les plus brutaux est consternante. Le pouvoir confié aux médecins est énorme : ils décident des possibilités d'embauche, de l'aptitude à se marier ou à avoir des enfants, du droit à se faire avorter, de l'heure convenable de la mort, de la capacité à passer des contrats, à adopter des enfants ou à élever les siens propres ou encore de l'internement en asile psychiatrique. Leur opinion souveraine est requise en matière d'alimentation, de comportement sexuel ou d'utilisation du temps libre. C'est ce qu'Illich nommait « la médicalisation de la vie ». Que cette surveillance, ce contrôle s'expriment dans une langue scientifique, et non en termes de pouvoir, confère aux décisions médicales une neutralité politique et une objectivité scientifique tout apparentes. Leur utilisation par l'État est d'autant plus dangereuse que leur vraie nature est ainsi occultée.

La médecine de santé publique affiche ouvertement un objectif de transformation sociale. Ainsi peut-on lire dans un article-programme de 1975 traitant de la modification des comportements en médecine préventive : « Même si l'approche éducative traditionnelle par l'endoctrinement et l'exhortation continue de jouer un rôle important dans l'évolution du comportement social, de nouvelles techniques fondées sur l'expérimentation objective et systématique sont nécessaires. Nous prétendons que l'analyse scientifique des comportements et son application à ce que l'on appelle généralement la modification comportementale pourront fournir les bases théoriques et empiriques nécessaires à un changement significatif du style de vie [18]. » Remarquez bien l'utilisation des termes « objectif » et « scientifique », mots clés qui dissimulent la nature politique de la transformation sociale recherchée. Les auteurs de l'article passaient ensuite en revue les différentes stratégies de conditionnement qui permettraient de modifier le comportement du boulimique, du gros fumeur ou de l'alcoolique et précisaient : « Il s'agit de l'extension aux problèmes de comportement humain des recherches menées par I. P. Pavlov et B. F. Skinner sur les animaux. » Autrement dit, on peut, sous la direction de spécialistes du comportement au service de l'État, appliquer aux « schémas de santé » du citoyen inadapté les résultats que Pavlov a obtenus sur le chien et Skinner sur le pigeon.

Dans la Russie stalinienne, on tenait les écrivains pour les « ingénieurs de l'âme humaine » ; leurs textes rédigés dans l'idiome d'un prétendu réalisme socialiste avaient pour fonction de laver les cerveaux et de faire accepter une autre réalité. À l'époque, l'Occident voyait dans ces méthodes un exemple éclatant de « zombification » communiste. Aujourd'hui, pourtant, il adopte les « modifications comportementales » proposées par les ingénieurs du corps humain, sans que la « libérale » profession médicale ne murmure la moindre critique. L'une des caractéristiques de l'idéologie totalitaire est de faire graver sur les chaînes les mots de « liberté », d'« égalité », de « justice » ou de « santé pour tous ». Et la foule d'applaudir et de se bousculer pour être menottée.

L'idéal du médecin-agent de l'État est pour la première fois présenté en détails dans la *République* de Platon. Ce prince des philosophes, théoricien de l'État autoritaire, confiait à la profession médicale le soin de préserver la race. Les médecins « soigneront les citoyens dont la constitution physique et psychologique est bonne. Ils laisseront mourir ceux qui ne sont pas sains. Ils mettront à mort ceux dont la santé psychologique est irrémédiablement perturbée. Cela constitue la meilleure solution, à la fois pour les individus et pour la société ». Parmi les enfants, « seuls ceux provenant des unions les meilleures seront conservés ». L'idéal platonicien d'une nation saine ne pouvait être mis en œuvre sans l'apparition, au cours de la récente période capitaliste, d'organisations centralisées en matière de santé. Un article paru dans le *Journal of the American Medical Association* révélait dès 1893 les premiers signes aux États-Unis du passage officiel à la médecine d'État. Son auteur considérait que le moment était venu pour le médecin de passer de sa traditionnelle mise au service du patient à sa « mise au service de l'État » : « Le service rendu par le médecin a un caractère personnel, comme celui du barbier, de la manucure ou du valet de chambre. Lorsque le bénéficiaire paie pour le service reçu, il risque de ne voir qu'une différence de degré entre son médecin et ses autres employés. Le nouveau système change tout cela. Nous y devenons des agents de l'État, chargés d'une responsabilité importante : préserver la santé de ses membres, inciter au développement des sciences de la vie. Cela élève la dignité de notre profession au niveau le plus élevé auquel l'intelligence et la nature bienveillante de l'homme peuvent prétendre [19]... » La graine plantée il y a un siècle est aujourd'hui devenue un lierre étouffant. Des plans de promotion pour la santé nationale, européenne ou mondiale ont été préparés, approuvés et mis en place. On collecte, on classe, on stocke systématiquement sur informatique toutes les données relatives au mode de vie. Les bien-portants sont invités à des contrôles annuels. Le dépistage est désormais de rigueur. Le contrôle eugénique est proche. Il aura fallu deux millénaires et demi pour que soit réalisée l'utopie platonicienne.

Le recours aux médecins pour l'application de sentences capitales constitue l'ultime perversion de la noble mission de la médecine. Dans le monde « civilisé », le pire exemple est offert par les États-Unis. Nombreux sont les médecins américains qui considèrent qu'aider le bourreau est conforme à l'éthique et constitue même un devoir civique [20]. L'American Medical Association n'est pas opposée à la peine capitale [21]. Si l'on en croit le rapport 1992 d'Amnesty International, trois pays seulement – la Chine, l'Iran et l'ancienne Union soviétique – ont procédé à plus d'exécutions que les États-Unis. Lorsque, en décembre 1989, une résolution déclarant la peine de mort contraire aux droits de l'homme est présentée devant l'Assemblée générale des Nations-Unies, les États-Unis votent contre [22].

La participation des médecins aux exécutions ordonnées par l'État peut prendre différentes formes. Les psychiatres peuvent certifier qu'une personne est « en état d'être exécutée », ils peuvent aussi la remettre en état en vue de l'exécution [23]. Le médecin de la prison peut soumettre le condamné à un « examen préalable » pour s'assurer qu'il – parfois qu'elle – peut être exécuté(e) et faire ensuite au « patient » une piqûre pour l'aider à se « détendre » [24]. Quand, en 1984, à Raleigh, Caroline du Nord, Margie Barfield a été exécutée par injection – c'était la première femme à être exécutée aux États-Unis depuis vingt-deux ans – on a tenté, sans succès d'ailleurs, d'utiliser ses organes pour une transplantation [25]. En 1988, en Oklahoma et au Texas, on a pour la première fois légalisé l'exécution par injection d'une dose mortelle de poison, « jusqu'à ce que la mort soit constatée par un médecin agréé ». D'autres États américains ont rapidement adopté la même pratique, la chambre à gaz et la chaise électrique étant jugées trop barbares par certains jurys. Ils l'ont notamment fait dans l'idée que « la nouvelle méthode encouragerait davantage de jurys à se prononcer pour la peine capitale [26] ». En 1990, trois médecins de l'université de l'Illinois ont apporté leur concours à l'exécution de Charles Walker par injection d'une drogue mortelle. Il y a une certaine ironie à voir un pays obsédé par la guerre contre la drogue, utiliser celle-ci comme ultime punition. Dans certains cas, les médecins surveillent l'évolution de l'exécution et avertissent les bourreaux s'il faut davantage de médicaments ou de nouvelles décharges électriques [27].

IV – LE TOTALITARISME MÉDICAL

Le chemin vers le bonheur obligatoire pour tous a été pavé des pierres doctrinales posées par les philosophes français. J.-L. Talmon fait remonter l'origine de la démocratie totalitaire à Jean-Jacques Rousseau, « personnage totalement inadapté et égocentrique », et aux idéologues qui l'ont suivi, Robespierre, Saint-Just et Babeuf notamment [28]. Les utopies religieuses ont été remplacées par une religion sécularisée fondée sur la Raison et la Science. Dans le nouvel ordre naturel, le bonheur serait partagé par tous, même si certains devaient apprendre à « supporter avec docilité le joug du bonheur public ».

Les chaînes de la maladie et du vice seraient brisées. Le médecin aurait pour seule tâche d'éviter qu'on ne tombe malade. Les maladies disparaîtraient d'ailleurs dans une société rendue à son ordre naturel. Dans *Naissance de la clinique*, Michel Foucault cite les rêveurs de la Révolution française qui ont imaginé comment, dans un environnement en permanence contrôlé, les citoyens, convaincus de suivre un régime alimentaire simple et dotés d'un sens spartiate du devoir, demeureraient heureux et en bonne santé jusqu'à leur mort naturelle à un âge avancé. La dictature, toutefois, était un passage obligé avant l'ultime libération. Le premier service gouvernemental de santé publique a été créé l'année de la Révolution, en 1789. Son responsable était le docteur Guillotin [29]. C'est l'un des paradoxes de ce siècle des Lumières que d'avoir, en même temps qu'il détruisait les fausses certitudes des dogmes religieux et libérait l'homme de la superstition, forgé de nouvelles chaînes d'esclavage en assimilant l'homme à une machine mue par les lois de la matière et du déterminisme.

Au cours du XIXe siècle, les messages messianiques sur la santé publique se font rares. On se contente d'une police médicale s'attelant, par exemple, au contrôle obligatoire des prostituées. Cette idée de police médicale est née dans l'Allemagne des XVIIe et XVIIIe siècles où elle faisait partie des politiques mercantilistes destinées à apporter plus de pouvoir et de richesse au monarque et à l'État [30]. Les mots *Gesundheits-Polizei* (contrôle sanitaire) figuraient dans les titres de plusieurs journaux médicaux allemands de la fin du XVIIIe siècle. Au début du XIXe siècle, ce sont les termes *Staatsarzneikunde* (médecine d'État), *Staatsarzneiwissenschaft* (science médicale d'État) ou *Gesundheist des Staates* (santé de la nation) qui sont couramment utilisés. Rudolf Virchow, le père de la pathologie cellulaire, compare le corps humain à l'État et ses cellules aux citoyens. La politique était, pour lui, une médecine pratiquée à une plus vaste échelle. La santé de l'« organisme social » serait préservée par des médecins agissant pour le compte de l'État, dans l'intérêt de la société et des générations à venir. Weindling a montré comment ces idées ont servi de fondement à la politique de santé nazie [31].

À la même époque des considérations similaires étaient développées en Grande-Bretagne. Lord Rosebery, qui devait devenir leader du parti libéral, affirmait dans un discours prononcé en 1900 à l'université de Glasgow : « Un empire comme le nôtre exige, pour première condition, une race impériale, vigoureuse, industrieuse et intrépide. Est-ce là la race que nous élevons ? Sachez que, lorsque vous améliorez la santé, lorsque vous arrêtez la maladie, vous faites d'un citoyen malade un citoyen sain... Tout en faisant votre devoir, vous travaillez aussi pour l'Empire. La santé des esprits et des corps rehausse la Nation dans la compétition universelle. Dans notre monde moderne, la survie des meilleurs est une nécessité absolue [32]. » Des réformateurs de l'alimentation, comme le champion de tennis anglais Eustace Miles *, défendait l'idée d'un régime national augmentant la vitalité et la force morale du pays. La santé est un devoir « envers soi-même, la nation, toutes les nations, la postérité. C'est, en un mot, un devoir envers Dieu [33] ». Cette combinaison de darwinisme social, de moralisme et de bio-stylisme est étonnamment proche du culte actuel de la santé. Aujourd'hui, les gouvernements prescrivent des « régimes nationaux » avec un enthousiasme neuf. Les nations sont devenues des patients. Le devoir du citoyen est d'être en

* Dans son livre *Avenues to Health* (Les chemins de la santé) publié en 1902.

bonne santé. Qui se souvient de ce qu'écrivait Henri de Mondeville en 1320 dans *Chirurgie* : « Quiconque croit qu'une chose est adaptée à tous est un imbécile ; la médecine ne s'applique pas à l'humanité en général, mais à chaque individu en particulier [34]. » Le point culminant de cette « hygiène sociale » au service de l'État a été atteint sous le Troisième Reich. Le slogan dominant était alors *Gesundheit ist Pflicht* (la santé est un devoir). L'accent était mis sur la prévention plutôt que sur les soins individuels. Le médecin était l'agent de l'État, la santé la norme et la maladie, soit la conséquence d'un mode de vie malsain, soit un signe de dégénérescence héréditaire. La glorification de la santé – assimilée à la beauté – et la mise en accusation du malade étaient approuvées sans réserve par le corps médical. Ce n'est que depuis une décennie qu'il est possible en Allemagne d'étudier en toute objectivité l'idéologie nazie de la santé publique. Plusieurs excellentes études écrites en allemand sont maintenant disponibles.

Le correspondant du *Journal of the American Medical Association* en Allemagne avait rendu compte en 1938-1939 de ce qui s'y passait. Mais ses rapports n'avaient pas provoqué la moindre critique aux États-Unis. Le premier devoir du médecin allemand était de préserver la santé et la pureté raciale de la nation. Le secret professionnel n'était plus une règle d'or, le bien public passant avant l'intérêt individuel. Le mauvais usage du tabac et de l'alcool constituait les principales menaces pour la santé publique. La responsabilité en incombait au libéralisme de l'époque pré-nazie. Le critère d'une vie utile était la capacité chez l'homme à combattre pour la Mère patrie et chez la femme à mettre au monde des enfants sains et purs [35]. Pour Joseph Goebbels, boire du café était un acte antipatriotique. Toute publicité sur le tabac visant à séduire les femmes, les sportifs et les conducteurs automobiles était interdite [36]. Le système baptisé *Freizeitgestaltung* (organisation du temps libre) impliquait que même les loisirs des travailleurs devaient être contrôlés par l'État. Dans *Scylla et Charybdis*, essai prémonitoire écrit dans les années trente, Bertrand Russel mettait en garde contre les « sophismes des manipulateurs » qui considèrent les sociétés comme des machines inanimées, manipulables pour des fins et des fonctions préétablies.

Quant à la médecine communiste, ses grands traits ont été dessinés par Étienne Cabet (1786-1856) dans son ouvrage *Voyage en Icarie*. On doit à Hausheer une analyse excellente et approfondie des idées de ce révolutionnaire français, disciple de Babeuf, sur les rapports de la médecine et du communisme [37]. En Icarie, État communiste idéal, le médecin n'a pas d'activité privée puisqu'il est le salarié de la communauté. Les soins de santé sont gratuits pour tous. Survivance de la hiérarchie officielle du passé, le titre de docteur est aboli. Les nouveaux diplômés sont des médecins ou des chirurgiens « nationaux ». Tous les cadavres sont disséqués pour servir au progrès de la science. Un bon style de vie est la clé de la santé nationale. L'abus de nourriture et de boisson, les excès sexuels, le tabac – contre lequel Cabet a des sentiments particulièrement hostiles – ne sont pas tolérés. Le but de la science médicale est d'éviter l'apparition des maladies. Seuls les individus possédant les qualités physiques et mentales désirées seront autorisés à avoir des enfants. Toutes ces mesures n'avaient pas à être imposées d'en haut puisqu'elles résultaient d'un consensus national démocratique.

Quiconque a vécu dans un pays communiste y verra une surprenante prescience de l'ordre à venir. Les résultats de décennies de promotion-santé dans les pays communistes mériteraient d'être soigneusement étudiés et évalués par ceux qui seraient tentés d'appliquer les mêmes principes à nos démocraties occidentales. Par exemple, quels bénéfices a-t-on pu retirer des programmes de dépistage obligatoire du cancer du col de l'utérus organisés par l'État communiste ?

En 1960, une délégation d'éminents médecins britanniques s'était rendue en Russie. Elle avait été frappée de l'accent mis par les Soviétiques sur la promotion de la santé. « La méthode russe, écrivait-elle, semble profitable. Si bien des hommes et des femmes d'âge moyen ont l'air éteint et fatigué, les enfants et les jeunes gens nous ont paru en bonne santé, heureux et amicaux. Évitez la maladie, telle est la devise du pays. Adoptez des habitudes de vie saines, voilà ce que demande l'État qui y contribue en restreignant la vente de vodka et en en augmentant le prix. Grand cas est fait de l'exercice physique [38]. » Ces médecins étaient au fond aussi naïfs que leurs collègues américains qui, accompagnant le président Nixon lors de sa visite en Chine maoïste, s'émerveillaient de ce que l'acupuncture permette d'anesthésier les opérés !

Pour Ludwig von Mises, les systèmes politiques fasciste, communiste et même socialiste ont en commun de « charger l'État de la conduite du citoyen et de son maintien sous tutelle. Ils visent à restreindre la liberté d'agir de l'individu. Ils cherchent à en façonner la destinée. Ils réservent toutes les initiatives au seul gouvernement ». Von Mises faisait remarquer que la seule différence entre le communisme et le fascisme, d'une part, et le socialisme, de l'autre, tenait aux moyens utilisés pour aboutir à des fins identiques [39]. Cette tutelle permanente qu'il appelait étatisme et que les Anglais nomment « État-nounou » existe aussi dans nos démocraties occidentales mais sous une forme atténuée, en raison de différents obstacles constitutionnels, philosophiques, moraux ou politiques. Les tentatives conduites dans le domaine de la santé publique pour contrôler la vie privée sont parfois qualifiées de « fascisme de santé » par les journalistes. Le terme est trop fort. Mais il rend bien compte du danger. Il serait plus approprié de parler de « fascisme de santé à visage humain » ou de « fascisme de santé bienveillant ». Bienveillant il l'est assurément, compte tenu de son paternalisme. En cela il se rapproche davantage de l'utopie optimiste du *Meilleur des mondes* d'Huxley que de la brutale vision orwellienne de *1984*. Mais c'est justement son caractère « bienveillant » qui le rend dangereux : la dérive vers une dictature de la santé risque de se poursuivre sans être remarquée ou contestée.

N'étant ni fascistes ni communistes, les « États-nounous » de l'Occident fondent leurs idéologies en matière de santé sur des principes empruntés tant à la gauche qu'à la droite. Talmon a montré que la gauche partait de l'idée rousseauiste d'« homme perfectible ». En modifiant un environnement dénaturé par un capitalisme débridé, l'homme peut retrouver la santé et le bonheur même si, à l'occasion, quelques mesures coercitives s'avèrent nécessaires. Pour l'homme de gauche, vouloir changer le mode de vie des gens sans chercher à agir sur la pression sociale et économique qui les pousse, malgré eux, à mener une vie malsaine est une entreprise vouée à l'échec qui ne conduit qu'à la culpabilisation des victimes. On sait, par exemple, que les plus défavorisés souffrent davantage de maladies et vivent moins longtemps. Faut-il accuser leur mode de vie ou s'en prendre aux conditions politiques qui ont engendré la pauvreté ? Mais le caractère généreux et les préoccupations sociales d'une telle analyse masquent un objectif politique. En liant pauvreté et maladie – ce qui, en soi, n'est pas déraisonnable – le marxiste peut promettre que, dans une société sans classe, la santé des plus pauvres s'améliorera. Ce n'est pas ce que les classes laborieuses auront pu constater dans les pays communistes. N'oublions pas enfin que, dans ses divers manifestes sur la santé, la gauche proposait de donner à l'État de plus grands pouvoirs pour prescrire les activités saines et proscrire les autres.

Traditionnellement, la droite s'intéresse davantage à la nation qu'à l'individu. Pour qu'une nation soit prête à défendre la suprématie de sa race, la population doit adopter un comportement responsable en matière de santé. Plus souvent l'argument avancé se présente en termes d'économies de santé. Prendre soin des malades est coûteux. C'est au patient de payer, surtout si l'on considère que la plupart des maladies s'expliquent par le style de vie adopté. On trouve une illustration parfaite de cette tendance politique dans les documents du ministère britannique de la Santé qui font de la santé une affaire dont l'individu a le contrôle et la responsabilité. Il importe peu dès lors que des directives, comme la liste des objectifs nationaux en matière d'activité physique publiée en Grande-Bretagne par la faculté de santé publique en février 1993, émanent de la gauche ou de la droite. Dans tous les cas, celui qui ne voudrait pas remplir son quota d'exercices physiques serait menacé par la tyrannie de la majorité.

Tout système prescriptif visant à rendre l'homme libre ou bien-portant finit par produire des esclaves ou des malades. C'est ce qu'entendait Illich par « médicalisation de la vie ». Qu'y a-t-il en vérité de plus inquiétant que cette assertion de L. W. Sullivan : « Ce n'est que sous la conduite, et avec le soutien et l'assistance des professionnels de santé américains, que nous pourrons obtenir des résultats significatifs en matière de santé et assurer la survie de notre nation [40] » ? Le « correct » en matière de santé n'est qu'un aspect du « correct » en politique. Une telle attitude a été décrite par un observateur comme une forme d'intolérance malveillante, « à tous égards aussi odieuse que les activités du parti nazi en Allemagne lors de sa marche vers le pouvoir [41] ». Un autre observateur voit dans l'émergence du « politiquement correct » « la forme la plus dangereuse d'un fascisme libéral » issu du courant puritain et fanatique américain [42]. *The Economist*, de son côté, dans un éditorial de 1990, évoquait la tyrannie du conformisme qui submerge l'Amérique : « Penser correctement sur des sujets tels que le tabac ou les programmes de correction des inégalités raciales, crée une culture du conformisme [43]. »

Or le conformisme est un signe de totalitarisme rampant. Ceux qui en sont atteints, « que ce soit par avidité, lâcheté, stupidité ou par enthousiasme vrai, développent presque invariablement un sentiment d'hostilité à l'égard de ceux qui, se tenant en retrait, observent avec scepticisme le nouveau pouvoir [44] ». Les déviations par rapport à la norme, à la moyenne, à la « normale » font les personnes politiquement déloyales, irresponsables et dangereuses. Ce ne sont pourtant pas les individus libres qui mettent en danger la « viabilité » de la nation. C'est, au contraire, le conformisme forcé qui annonce la chute d'une société. Le fascisme et le communisme sont des formes historiques de totalitarisme que nous ne verrons probablement pas réapparaître sous la même forme dans les démocraties occidentales. Et moins encore sous le même nom. Le « meilleur des mondes » de l'an 2000 nous est promis au nom de la médecine et de la génétique, avec, en prime, une promesse de longévité.

V – LA POLICE DES GROSSESSES

Les organes sexuels de la femme ont toujours attiré le regard inquisiteur des hommes. La littérature médicale du XIXe siècle s'est préoccupée d'examiner, de contrôler, de couper, d'exciser et de mutiler l'appareil génital féminin. L'utérus, traditionnellement décrit comme un animal sauvage, pouvait attaquer n'importe quelle autre partie du corps de la femme et causer de graves désordres, à moins d'être apprivoisé. La principale fonction du corps féminin étant de fournir une descendance robuste, il revenait à une profession dominée par des hommes de contrôler la reproduction féminine. À l'époque « libérale » où nous vivons, la surprise est grande de voir des femmes encore traitées comme des machines d'élevage ou des réservoirs à fœtus. La plupart des exemples nous viennent évidemment encore des États-Unis.

Selon le *Christian Science Monitor*, cinquante femmes au moins ont été poursuivies pour leur comportement au cours de leur grossesse [45]. Cette criminalisation de la maternité a été étudiée par Ernest Drucker * [46]. Dans son hôpital, environ la moitié des nouveau-nés qui présentent des traces de drogue sont retirés à leur mère et confiés à des familles d'adoption temporaire. Drucker cite le cas d'une Portoricaine pauvre qui avait été séparée de son bébé à la naissance. Quand elle revint à l'hôpital et emmena son enfant avec elle, elle fut accusée de kidnapping. Kidnapper son propre enfant est un nouveau crime. Drucker fit remarquer que cette femme était peut-être une mauvaise patiente, mais qu'elle était une bonne mère.

George Annas ** a analysé le premier cas de femme accusée du crime de « négligence fœtale [47] ». Souffrant d'une complication de la grossesse connue sous le nom de *placenta praevia*, elle n'avait pas respecté l'ordre de son médecin de ne pas se lever, de ne pas avoir de relations sexuelles et de ne pas prendre d'amphétamines. Le bébé était mort peu après la naissance. « Est-il raisonnable, se demande Annas, de décréter qu'une femme enceinte doit, en fait, vivre pour son fœtus ? [...] Qu'elle commet un crime si elle ne se limite pas à prendre des aliments sains, si elle fume, boit, prend des drogues légales ou illégales ou couche avec son mari ? [...] Prendre systématiquement le parti du fœtus, c'est dévaloriser la femme enceinte, la traiter comme un incubateur inerte ou un milieu de culture. C'est faire de la femme un citoyen inférieur. » Les femmes ont toujours été, du moins aux yeux de la médecine, des citoyens de seconde classe. Mais la rhétorique

* Professeur d'épidémiologie et de médecine au Montefiore Medical Center dans le Bronx, à New York. Un quart environ des femmes qui y accouchent prennent des drogues comme la cocaïne.

** Professeur de droit médical.

de l'égalité est là pour masquer cette vérité. Des femmes ont été écartées d'emplois jugés dangereux pour le fœtus alors même qu'elles n'étaient pas enceintes. En 1978, American Cyanamid a exclu de son usine de Virginie les femmes qui, entre seize et cinquante ans, étaient en âge d'avoir des enfants. Une exception a été faite pour celles qui pouvaient certifier de leur stérilisation. Plutôt que d'être licenciées, cinq femmes ont accepté l'offre de stérilisation gratuite [48].

En 1990, aux États-Unis, lorsque l'avertissement du directeur général de la Santé fut, conformément à la loi, inscrit sur toutes les boissons alcoolisées, certaines femmes enceintes se sont vu, dans des restaurants, refuser de l'alcool par un personnel vigilant, inquiet à l'idée qu'elles puissent mettre au monde des enfants anormaux. La police des grossesses veille sur ce qu'elles boivent. Une femme du Wyoming a été emprisonnée pour « mauvais traitement prénatal » après que le personnel de l'hôpital eut détecté une odeur d'alcool dans son haleine. Dans le Nevada, une femme qui avait bu de la bière, la veille de son accouchement, a perdu la garde de son enfant [49].

Dans plusieurs États américains, des interventions obstétricales peuvent être rendues obligatoires par décision du tribunal : le *New England Journal of Medicine* rend compte de vingt et un cas. Les femmes étaient généralement célibataires, pauvres et de couleur. « Césariennes, hospitalisations obligatoires, transfusions intra-utérines, rien n'est épargné à la femme enceinte quand un tribunal décide de se mêler de dépistage prénatal, de chirurgie fœtale ou de restrictions concernant son régime, son activité physique et même sexuelle [50]. » Ce souci apparent du bien-être du fœtus quand une femme est, métaphoriquement ou non, attachée contre son gré sur la table d'opération, ne va probablement pas améliorer les soins obstétricaux. Les femmes qui en auraient le plus besoin préfèrent accoucher dans des toilettes ou sous une haie. Enceinte de vingt-six semaines, une femme de vingt-huit ans atteinte d'un cancer en phase terminale voulait mourir avec son enfant. Sa demande fut rejetée par un tribunal qui ordonna une césarienne. Un obstétricien effectua l'opération : la mère et l'enfant sont morts [51].

En 1981 en Géorgie, une certaine Mme Jefferson était dans son dernier mois de grossesse lorsque son médecin diagnostiqua un *placenta praevia* et ordonna une césarienne. La femme refusa et fut convoquée au tribunal où le médecin affirma que, sans césarienne, l'enfant avait 99 % de risques de mourir et la mère 50 %. La femme gagna en appel devant la Cour suprême de l'État et mit au monde, sans intervention chirurgicale, un enfant en parfaite santé [52].

En Australie, la Cour suprême d'un État a accordé deux millions huit cent mille dollars australiens à une jeune femme atteinte de paralysie cérébrale. Cette dernière avait entamé des poursuites contre sa mère qui avait fumé, bu et conduit de façon imprudente durant sa grossesse [53]. Certaines femmes sont obligées de garder l'enfant dont elles ne veulent pas, d'autres sont interdites de grossesse. En 1992, un juge californien a obligé une femme, condamnée pour violences sur enfants, à se faire implanter sous la peau un contraceptif à action durable ; en cas de refus, elle irait en prison. L'utilisation pénale de la contraception est une pratique judiciaire qui se développe aux États-Unis [54].

Il faut compter en général quinze à vingt ans pour que les modes américaines en matière de santé publique atteignent l'Europe. Pourtant, dès octobre 1992, un tribunal londonien a ordonné que soit pratiquée d'urgence une césarienne sur une femme de trente ans qui s'y refusait pour des raisons religieuses. La loi anglaise * privilégie pourtant l'intérêt et les vœux de la mère [55]. Le « sauvetage » se termina par la mort de l'enfant [56]. Toujours en

* Selon Diana Brahams, correspondant légal du *Lancet*.

1992, en Allemagne, à Erlangen, une femme enceinte de quatre mois est tuée dans un accident de voiture. Son cerveau est mort, mais on la branche sur un appareil de survie jusqu'à la naissance du bébé. Le fœtus est mort-né [57].

Les pouvoirs de la police peuvent aller jusqu'à obliger les femmes à subir un examen gynécologique si elles sont soupçonnées de s'être fait avorter à l'étranger. En 1991, l'Institut Max-Planck estimait à dix par an de tels cas. Il s'agissait principalement de femmes allemandes revenant des Pays-Bas [58].

VI – LA SURVEILLANCE DES STYLES DE VIE

L'examen et le diagnostic sont au cœur du métier médical. Le mot examen vient du mot latin qui désigne le fléau de la balance et, par extension, l'observation de l'écart par rapport à la moyenne. Dans *Surveiller et punir* [59], Michel Foucault tient l'examen pour le principal moyen de contrôle : examiner c'est à la fois observer et former un jugement normatif. Le sujet placé sous le contrôle de l'autorité se change en un objet que l'on classe, mesure, trie suivant qu'il est « normal », « anormal » ou « déviant ». Dès 1963, on avait remarqué qu'il n'y avait aux États-Unis qu'un seul type de mâle parfait : « Le jeune citadin blanc et marié qui habite le nord du pays, est hétérosexuel, protestant, père de famille, diplômé, travaille à plein-temps, a le teint, le poids et la taille requis et fait régulièrement du sport [60]. »

Toujours aux États-Unis, on a constaté que les tests biologiques étaient utilisés pour définir et modeler le choix des individus en accord avec les valeurs établies [61]. Le dépistage médical des sujets sains est la dernière trouvaille permettant de rassembler des informations sur les citoyens privés. Les dépositions faites lors de l'enquête sur « la dictature des dossiers » qui a été conduite par un sous-comité du Sénat américain a révélé que le citoyen américain moyen était l'objet de dix à vingt dossiers que se répartissaient les ordinateurs du gouvernement et de différents organismes privés. Cette constatation date de 1970. Les choses ont probablement empiré depuis. Comme je l'ai déjà rappelé, les personnes jugées normales forment, selon Mencken, un « troupeau infini, indistinct, d'hommes presque indifférenciés » et constituent « les ultimes produits du conformisme ». Ce sont les apparentes bonnes intentions du dépistage médical – évitons la maladie, prolongeons la vie – qui le rendent particulièrement dangereux en dissimulant ses aspects plus inquiétants. Rien ne prouve que le dépistage en masse des sujets en bonne santé diminue les risques de problèmes ultérieurs. On a, en revanche, la preuve que dans de très nombreux cas, les résultats d'analyse erronés – les « faux positifs » – sont à l'origine d'une discrimination en matière d'emploi, de soins médicaux ou d'assurance médicale, par exemple, ou encore d'une condamnation sociale. Le plus souvent, le dépistage détecte, non pas un stade précoce de maladie, mais l'existence de « facteurs de risque », de traits de comportement ou de caractéristiques biochimiques qu'on lie généralement à la probabilité de contracter, un jour ou l'autre, telle ou telle maladie. Comme le remarque finement Deborah Stone, « les épidémiologistes, les médecins et les autres faiseurs de politique tiennent souvent pour une caractéristique importante de l'individu la seule probabilité d'un désordre futur [62] », alors que dans la majorité des cas, les conséquences attendues, liées à la présence du « facteur de risque » dépisté, peuvent ne pas se présenter.

Ce nouveau concept statistique ou actuariel de risque n'appartient à la rhétorique de la promotion-santé que depuis les années soixante-dix. En 1975, L. White lançait un avertissement : « Le style de vie est devenu le premier des dangers pour la santé [63]. » En 1979 le rapport intitulé *Healthy People* * attribuait « peut-être la moitié des décès enregistrés aux États-Unis [...] à un comportement ou un style de vie malsains [64] ». De cette quantification du danger résulte l'émergence d'un nouveau concept, celui de facteur de risque. Un tel développement s'accorde avec la propension néopuritaine à normaliser les comportements. La recherche des facteurs de risque dans toute une population permet de distinguer les personnes normales et responsables de celles, irresponsables et inaptes, qui drainent les finances de l'État et menacent la « survie de la nation ». D'un point de vue technique, le facteur de risque est sans rapport avec la cause d'une maladie. Le recours à cette notion est un exemple de supercherie statistique qui fournit l'« explication » à un mécanisme causal en vérité inconnu. Ainsi l'homosexualité est-elle un facteur de risque dans le cas du sida. Il est pourtant clair que ce n'est pas l'homosexualité qui cause la maladie. Exterminerait-on tous les homosexuels qu'on ne se débarrasserait pas du fléau. La possession d'un permis de conduire est un facteur de risque pour l'accident de la route. Savoir nager est un facteur de risque pour la noyade. Être japonais était un facteur de risque pour la mort par hara-kiri. D'une façon générale, l'étude des facteurs de risque et leur détection chez les individus n'aident pas à la compréhension des causes et des mécanismes de la maladie. Le plus souvent, ces facteurs obscurcissent plus qu'ils n'éclairent le processus. Comme le dit Hagen Kühn, la prévention fondée sur l'épidémiologie des facteurs de risque s'inspire du type de logique qui conduit à plonger le thermomètre dans un seau de glace pour faire baisser la température de la pièce [65].

Les renseignements recueillis grâce aux dépistages

* *Une population saine*, rapport du directeur général de la Santé américain sur la promotion de la santé et la prévention des maladies.

des facteurs de risque profitent rarement à la personne dépistée. Ils servent, en revanche, au dépisteur. Dans les pays communistes, les contrôles périodiques de santé étaient souvent obligatoires. Cette pratique s'étend désormais aux démocraties occidentales. Un exemple ? En 1991, le gouverneur du Maryland, W. D. Schaefer, proposait que l'aide financière de l'État aux bénéficiaires des programmes sociaux soit subordonnée à un programme de contrôles médicaux périodiques [66]. On examinera plus loin l'usage abusif de ces contrôles par les employeurs et les compagnies d'assurances.

Dans le cas du dépistage, l'envers de la médaille est la culpabilisation de la victime. Qu'une personne ait une crise cardiaque après qu'on a dépisté chez elle un taux de cholestérol trop élevé, et sa maladie ou sa mort pourront être qualifiées de suicidaires si le régime alimentaire n'a pas été modifié suivant les recommandations faites. À ce sujet, un chirurgien australien écrivait : « La plupart des maladies modernes étant auto-infligées, les patients devraient être pénalisés suivant un calcul de culpabilité. » Le refus des soins n'était pas, dans l'ensemble, envisageable, mais un système d'amendes pourrait persuader le patient de suivre les conseils du médecin [67]. Je n'ai décelé aucune trace d'ironie swiftienne dans cette proposition.

Deux auteurs ont fourni une explication psychologique à la pratique moderne du blâme des victimes : « Nous sommes portés à considérer cette terre comme un lieu juste où l'on a ce que l'on mérite et où l'on mérite ce que l'on a. Cela vaut pour ceux qui connaissent un événement heureux comme pour ceux que frappe un malheur [68]. » Comme Leitcher le faisait remarquer, le débat sur le sida s'inscrit dans une telle vision du monde [69]. Refuser de soigner ceux qui en portent les stigmates est une pratique largement défendue au sein de la communauté médicale. À l'hôpital de Melbourne, un comité médical consultatif a recommandé d'éconduire les séropositifs [70]. En 1993, le Conseil national des consultants hospitaliers irlandais a décrété que les médecins devaient avoir le droit de refuser leurs soins aux victimes du sida ou aux malades à hauts risques. Sont inclus dans cette dernière catégorie les drogués, les homosexuels et les personnes ayant eu des relations homosexuelles ou hétérosexuelles lorsqu'elles habitaient dans certaines parties du monde [71]. Selon une enquête, 22 % des médecins généralistes irlandais âgés de plus de quarante ans jugeaient raisonnable de refuser de soigner les séropositifs et 38 % d'entre eux étaient prêts à effectuer un dépistage sans l'accord des intéressés [72]. On pratique une semblable discrimination à l'égard des fumeurs. Le *Telegram* de Salt Lake City rapportait récemment l'opinion du président Grant, pape des Mormons, suivant lequel « nombre d'éminents médecins refuseraient de surveiller la grossesse d'une fumeuse, le risque de décès étant trop important pour que le médecin accepte de mettre en jeu sa réputation [73] ». Il y a plus de cent ans, dans *Erewhon*, Samuel Butler s'était moqué de cette propension à faire retomber le blâme sur le malade. Dans l'univers erewhonien, les maladies étaient jugées criminelles et immorales. Il existait une gradation dans la culpabilité et dans la punition en fonction de la gravité de la maladie. Si devenir aveugle ou sourd à soixante-cinq ans n'entraînait qu'une simple amende, avoir, encore jeune, une grave maladie était puni d'une forte peine de prison. Les personnes souffrant de maladies chroniques, par exemple de bronchite chronique, étaient traitées en récidivistes et accusées de « bronchite aggravée ». En revanche, les pyromanes ou les faux-monnayeurs étaient hospitalisés et soignés aux frais de la communauté.

On assiste aujourd'hui à un phénomène similaire. Les personnes qui tombent malades à cause d'un « style de vie malsain » sont punies bien avant de contracter quelque maladie que ce soit. Dans le même temps, on étudie les criminels pour tenter de déceler les gènes du crime et de définir un éventuel traitement psychiatrique.

Il n'est pas rare de voir les pédophiles être reconnus malades et recevoir plus d'attention médicale que leurs victimes.

Le Vatican lui-même est gagné par le mouvement. Voici ce qu'on lit dans une dépêche de l'agence Reuter : « Le Vatican a indiqué hier que la société permissive devait prendre sa part de responsabilité dans les cas de violences sur enfants commises par des prêtres de l'Église catholique romaine [74]. » La sodomie des enfants de chœur est-elle vraiment un péché moderne ? L'examen des pénitenciers médiévaux suffirait à dissiper cette naïve illusion.

« Il est rare que toutes les libertés soient perdues à la fois », écrivait David Hume. Quand le pouvoir d'État empiète sur la liberté au nom de la « santé », nombreux sont ceux qui ne voient pas même la menace : dans le langage de tous les jours, santé et asservissement ne vont pas de pair. C'est ce qui rend la stratégie de conquête du pouvoir par le biais de la santé d'autant plus efficace. Les libertés sont perdues ou gagnées, jamais offertes. Dans le jeu des puissances, les règles privilégient l'autorité au détriment de l'individu. Il est donc indispensable de faire preuve d'une vigilance constante face aux nouvelles menaces portées aux libertés, souvent présentées mensongèrement comme des mesures renforçant les libertés.

Dans un État théocratique, Dieu incarne l'autorité la plus haute. Son pouvoir absolu est délégué aux prêtres qui l'exercent. Chaque acte de désobéissance – c'est le péché – est noté et puni. Ce qui échappe à la surveillance des prêtres est relevé par la police céleste et inscrit dans le Grand Livre. C'est cela, en tout cas, qui est dit aux croyants : « Le Juge lui-même tient le livre dans lequel sont inscrits chaque acte, chaque intention ou plutôt chaque mot et chaque pensée du défunt. Même si le fidèle n'a jamais touché une plume ou un livre, dicté une ligne ou scellé une charte, il lui est rappelé à chaque fois qu'il franchit le seuil de l'église que ses pensées les plus secrètes servent à l'écriture du texte de sa vie sur lequel il sera jugé au jour fatidique [75]. »

Dans un État iatrocratique, pour reprendre le terme de Szasz, le pouvoir est entre les mains des prêtres du corps et des prêtres de l'esprit. La santé, vertu suprême, doit être préservée à tout prix. Chaque personne, sans le savoir, remplit son propre dossier. Chaque écart à la norme est relevé lors du contrôle. On prend des notes sur le style de vie, les facteurs de risque et le profil génétique. Le médecin, l'employeur, la compagnie d'assurance ont, ou auront bientôt, dans leurs ordinateurs reliés en réseau, toutes les informations nécessaires pour juger la personne qui demande un emploi, des soins médicaux, une police d'assurance médicale, ou bien souhaite voyager à l'étranger ou avoir un enfant. Avec le culte de la santé comme idéologie d'État, les plans pour un État iatrocratique sont prêts. Ils seront appliqués progressivement. Ce livre se veut un avertissement. J'espère qu'il n'est pas déjà trop tard.

VII – LE TRAVAILLEUR STAKHANOVISTE

Alexei Stakhanov est une légende soviétique. Mineur, il pulvérisa toutes les normes en extrayant cent deux tonnes de charbon en une journée de travail. Cela se passait en 1935, au plus fort de la terreur stalinienne. Stakhanov fut proclamé héros national et donné en exemple glorieux à tous les travailleurs soviétiques. Il ne buvait pas. Il ne fumait pas.

Lors de sa déposition devant une commission du Congrès américain, un médecin du travail a déclaré que le devoir des médecins d'entreprise était « de fournir à l'entreprise des spécimens physiquement aussi parfaits qu'il est possible d'en trouver [76] ». La recherche du parfait stakhanoviste, abandonnée dans les pays communistes, a été reprise par les employeurs des démocraties occidentales. On évalue les candidats à partir de tests psychologiques et biologiques. Jusqu'en 1988, aux États-Unis, quelque deux millions d'examens au détecteur de mensonges ont été imposés à des demandeurs d'emploi. Le ministère du Travail a, par la suite, restreint cette pratique [77]. Mais on continue de soumettre les demandeurs d'emploi à des tests de personnalité qui, aux dires du psychologue R. L. Lowman, présentent une ressemblance frappante avec la liste des vertus du boy-scout. Quelque cinq millions d'Américains sont soumis chaque année à un « test d'honnêteté ». Ceux qui échouent sont rejetés [78].

De nombreuses entreprises font pratiquer sur place des analyses qui permettent de détecter dans les urines des substances toxiques. Même si l'intéressé ne fume pas au travail, la présence de métabolites de nicotine peut lui valoir un refus de promotion ou d'emploi durable [79]. En 1987, plus de cinq millions d'employés ou de candidats à l'emploi ont dû, aux États-Unis, fournir des échantillons d'urine à cette fin. En 1987, le directeur médical de la société Du Pont déclarait que la recherche de drogue « avait probablement brisé l'obstacle psychologique aux tests génétiques [80] ».

Les employeurs britanniques commencent à suivre l'exemple américain. Ainsi la compagnie des Chemins de fer a-t-elle annoncé qu'à compter d'octobre 1993, quatre-vingt-dix mille travailleurs pourraient se voir imposer un alcootest même si leurs postes de travail n'étaient pas liés à des problèmes de sécurité. Un taux compris entre 0,3 et 0,8 gramme par litre – la limite pour conduire une voiture est de 0,8 – entraînerait une action disciplinaire [81].

À une échelle plus réduite, certains bureaucrates ont tout loisir d'exercer leur pouvoir en persécutant les fumeurs. Sur le campus de l'université de Belfield, à Dublin, les chefs de départements ont reçu, le 28 octobre 1991, une note diffusée par le responsable de la sécurité qui avait fait suivre son nom de la liste de ses sept diplômes. La note indiquait que vingt-cinq personnes avaient été surprises fumant dans les locaux. « Leurs noms et adresses ont été relevés. » On les a « heureusement mis en garde à cette occasion ». À la note était jointe la lettre adressée aux contrevenants. Rédigée par un bureaucrate du service de la « santé environnementale », elle finissait sur cette menace : « J'ai décidé de ne pas entamer d'action pour cette fois [...] mais soyez assurés que je procéderai à une série de vérifications inopinées et que toute personne que je trouverai en train de fumer sera poursuivie sans autre forme d'avertissement. » Les contribuables paient les salaires et les frais de déplacement de ces fouineurs qui se faufilent dans les couloirs de l'université à la recherche de preuves compromettantes. En Grande-Bretagne, le propriétaire d'un pub, âgé de soixante-sept ans, a reçu du responsable de l'agence locale de l'Environnement un dernier avertissement écrit : soit il cessait de fumer la pipe pendant qu'il servait des pintes de bière, soit il était condamné à une amende de cinq mille livres et/ou à trois mois de prison [82]. Comme le disait Bertrand Russel, « l'amour du pouvoir porte chez les vertueux le masque de la bienfaisance ».

Le dépistage génétique des employés et des demandeurs d'emploi n'est que l'extension logique et l'affinement des contrôles médicaux depuis longtemps acceptés sans réserve. Cette pratique est si répandue aux États-Unis qu'elle a donné lieu, en 1982, à une enquête officielle. Le rapport qui en a été tiré * a révélé qu'un grand nombre de multinationales envisageaient d'y avoir recours, quand elles ne le faisaient pas déjà. Selon la revue *Science*, les tenants du dépistage génétique avaient fait remarquer que le principe d'un contrôle avant l'embauche n'était pas nouveau [83]. Les compagnies de chemin de fer passaient les demandeurs d'emploi aux rayons X

* Publié par l'Office of Technology Assessment.

afin d'écarter ceux qui avaient des problèmes de dos. Les Irlandais qui avaient la peau particulièrement blanche et des taches de rousseur n'étaient pas recrutés pour l'industrie du goudron et de la créosote ; on estimait en effet qu'ils développaient davantage de cancers de la peau. Pour le toxicologue Samuel Epstein, le dépistage génétique avant tout recrutement est une nouvelle forme de culpabilisation des victimes. « Écarter les personnes à risques » permet également d'éviter l'autre terme de l'alternative qui consisterait à améliorer les conditions de travail.

Il n'existe pas d'obstacle juridique à l'utilisation du dépistage génétique par les entreprises. Aussi en 1938, le dépistage peu fiable de la syphilis pratiqué sur des ouvriers de Baltimore a-t-il entraîné des refus d'embauche et des licenciements [84]. Selon un porte-parole du Conseil américain d'éthique et de santé *, le dépistage génétique s'apparente à l'analyse visant à détecter l'usage de stupéfiants ou la présence d'une infection. Il est donc couvert par les lois en vigueur [85]. Le risque de voir apparaître une nouvelle classe d'« intouchables génétiques » est proche.

Elaine Droper a finement analysé l'attitude américaine actuelle en matière de dépistage génétique [86]. La liste des maux d'origine génétique susceptibles d'entraîner un refus d'embauche est longue, et le développement des tests génétiques, une industrie en pleine croissance. Il paraîtrait que ces tests permettent, dès à présent, de détecter l'apparition du cancer, des maladies cardiaques, de la démence, des troubles psychiques, etc.

En matière d'assurances, le passage progressif d'un système mutualiste où tous les participants paient les mêmes taux, de façon que le fardeau financier soit équitablement réparti, à un système de calcul de risque où les plus exposés paient davantage, a créé une situation para-

* Ethics and Health Policy Counsel.

doxale : ce sont les personnes qui présentent les plus grands risques et qui ont donc, plus que quiconque, besoin d'une assurance que l'on déclare ne pouvoir assurer. Avec la perte des relations de confiance et la disparition du secret professionnel, les compagnies d'assurances peuvent obtenir sans trop de difficultés les informations qu'elles cherchent sur de potentiels clients. Elles peuvent aussi cxiger que le demandeur fasse lui-même connaître les résultats des tests subis. Certaines compagnies vont jusqu'à effectuer des tests clandestins [87].

À la limite, comme le fait remarquer le généticien allemand Beno Müller-Hill, vous pourriez, à cause de vos gènes, n'avoir ni emploi ni assurance si les lois du marché l'exigent : « Ce que les Nazis avaient mis en place, en application d'un plan venu d'en haut, pourrait se produire à l'issue d'un véritable processus de sélection venu d'en bas et provoqué par les forces du marché [88]. » Il est inquiétant, ajoute-t-il, de voir un grand nombre de scientifiques tenir pour moralement défendable le calcul des coûts et des bénéfices par lesquels employeurs et assureurs justifient leurs pratiques discriminatoires. Beaucoup de pays exigent désormais que les candidats à l'immigration prouvent leur non-séropositivité, avant de pénétrer sur leur territoire. L'obligation faite, il y a quelques années, aux immigrants d'Asie de prouver leur virginité avait fait scandale en Angleterre. En Allemagne, comme nous l'avons déjà signalé, on soumet à un interrogatoire les femmes qui sont soupçonnées de s'être fait avorter à l'étranger. Le principe du contrôle médical aux frontières est donc toujours en vigueur.

Historiquement, le premier dépistage médical obligatoire de masse a été conduit par des services d'immigration américains. En 1891, à Ellis Island, îlot situé dans le port de New York, sous le regard froid de la statue de la Liberté, les passagers de troisième classe défilaient en colonne unique devant les fonctionnaires des services de santé qui marquaient à la craie les étrangers « défectueux » que l'on refoulait ensuite. Suivant Elizabeth Yew, on tâtait l'aine des hommes pour « détecter la syphilis », on effectuait des frottis vaginaux chez les femmes soupçonnées de souffrir de gonorrhée [89]. Le diagnostic était établi de façon assez désinvolte, comme le prouve le témoignage d'un ancien inspecteur : « De profondes rides autour de la bouche semblaient accompagner l'hernie, les paupières qui tombent indiquaient un trachome ou quelque chose d'approchant ; une certaine pâleur exigeait un examen attentif du cœur, des yeux qui brillaient faisaient soupçonner une tuberculose. » Le refoulement s'est étendu en 1919 aux personnes professant « des doctrines sociales hétérodoxes », puis aux anarchistes, communistes, homosexuels et séropositifs. Selon les termes d'un immigrant, faire la queue à Ellis Island était sur terre « ce qui se rapprochait le plus du Jugement dernier ». On peut facilement imaginer l'avenir : par des tests génétiques obligatoires au passage d'une frontière, on identifiera les personnes portées à la violence, sujettes à certains troubles mentaux ou présentant des caractéristiques socialement inacceptables.

VIII – LA TYRANNIE GÉNÉTIQUE

L'une des caractéristiques humaines est de chercher une explication à l'infortune du juste et au bonheur du libertin. Face à sa rivale théologique, la médecine offre des réponses apparemment scientifiques, partant plus crédibles, aux caprices du destin. Le programme génétique remplace le fatalisme calviniste du salut par la grâce. Au salut par les bonnes œuvres succède le salut par la bonne conduite. L'immémoriale controverse philosophique opposant le libre arbitre au déterminisme, héréditaire ou non, met désormais face à face le biostylisme et la génétique. L'exploitation politique de ces deux concepts, qui s'excluent l'un l'autre, permet aux préventeurs d'affirmer que l'on peut contrôler sa santé et son équilibre mental en adoptant un mode de vie sain, tout en soutenant que le risque de développer une maladie peut, dans la plupart des cas, être détecté par un test génétique. Comme toute semi-vérité, les explications par la génétique ou l'environnement ne sont pas entièrement fausses. Même combinées en proportions variables, elles ne peuvent pourtant pas « expliquer » les déboires de l'homme et rendre compte de nos peurs et de nos envies, de nos amours et de nos haines, de nos égoïsmes et de nos dévouements.

L'idée d'un destin humain écrit dans les gènes était courante avant même que la génétique ne devienne une science ou que le terme de gène ne soit forgé. Les phrénologues identifiaient les caractéristiques innées d'une personne à la forme et aux bosses de son crâne. Vers la fin du XIXe siècle, l'école lombrosienne d'anthropologie criminelle décelait la propension au crime aux traits du visage et à certains « stigmates » corporels : larges orbites, pommettes saillantes, narines dilatées, chevelure abondante, peau brune et tannée, yeux obliques, front fuyant, oreilles dressées, etc. Certains ont étudié la forme du cerveau et la configuration de ses circonvolutions. En 1882, lors d'un congrès international de médecine à Vienne, le docteur Benedict a exhibé cinquante cerveaux de criminels exécutés, afin de mettre en lumière leurs particularités [90]. Lors d'un congrès d'anthropologie criminelle tenu à Paris, on s'est longuement demandé si le criminel n'était pas la victime impuissante d'une particularité anatomique. Ne devait-on pas alors, s'il souffrait d'une maladie cérébrale, le juger irresponsable de ses actes ? Ne devait-on pas lui permettre d'être soigné à l'hôpital ? Ne devait-on pas le guérir au lieu de le punir ? Le débat se poursuit aujourd'hui sous une forme plus sophistiquée.

À l'inverse, en 1889, un correspondant du *Provincial Medical Journal* rejetait la pseudo-scientificité de l'anthropologie médicale et de la phrénologie en citant le roi Lear [91] : « Telle est l'excellente folie du monde... comme si nous étions scélérats par nécessité... l'admirable échappatoire pour ce maître putassier d'homme que de mettre ses velléités lubriques à la charge d'une étoile » (acte I, scène II) *. Nous sommes passés des télescopes aux microscopes, des étoiles aux gènes, mais le même message rassurant nous parvient : l'homme est innocent, son destin est inscrit dans ses gènes. Selon nos nouveaux neuro-calvinistes, « le libre arbitre n'est que la rationalisation, l'artéfact, l'épiphénomène d'une prédisposition biochimique et génétique [92] ».

L'idée d'un développement eugénique de la population a une longue histoire en Grande-Bretagne. Le mot « eugénisme » a été créé par le fondateur du mouvement eugénique, Francis Galton, érudit d'une très grande intelligence mais doté, selon le mot de Peter Medawar, d'un « esprit fasciste ». Les bizarreries de raisonnement propres aux eugénistes anglais sont visibles dans les commentaires qu'un Karl Pearson ** a apportés aux lois améliorant, au milieu du XIXe siècle, les terribles conditions de travail des enfants. Pearson estimait que cette législation *** avait eu des conséquences fâcheuses car elle avait eu « pour effet direct d'affaiblir la race, d'abord en réduisant la pression de la sélection naturelle, ensuite en produisant une population en moyenne moins forte. D'autre part, un enfant considéré comme une source de revenu n'était pas globalement dans une situation défavorable : on devait veiller à sa bonne santé puisque, malade, il perdait sa valeur pécuniaire [93] ».

* Traduction de Pierre Leyris et E. Holland, La Pléiade, Gallimard.

** Élève de Galton, biostatisticien, fondateur de la revue *Biometrica*, éditeur des *Annals of Eugenics*.

*** Les *Factory Acts*.

L'école lombrosienne d'anthropologie criminelle utilisait les « stigmates » du crime pour prouver la filiation simiesque de l'homme. En 1992, un psychiatre américain, Frederick Goodwin, par ailleurs directeur de l'Institut national de santé mentale *, a comparé les Noirs des centres urbains à des singes hyperagressifs et hypersexuels ; il proposait le lancement d'une campagne nationale pour dépister les prédispositions biochimiques et génétiques au crime et à la violence chez les enfants [94]. Comme on a pu le faire remarquer avec ironie, « ce que nous considérions comme un problème moral, politique ou économique mal résolu – l'alcoolisme, le chômage, les violences familiales et sociales, la drogue – n'était finalement qu'une simple affaire de substitution occasionnelle de nucléotide dans le patrimoine génétique [95] ». Un article émanant des services de la branche neuro-génétique de l'Institut national américain de santé mentale a peint le brillant avenir réservé aux psychiatres de la santé. Au coin de la rue, nous attendent des tests diagnostiques qui permettront de dépister les personnes « à risques », encore en bonne santé, susceptibles de devenir la cible d'une « thérapie génique » [96].

Pour le Congrès américain et le président Bush, les années 1990-1999 devaient être « la décennie du cerveau ». C'est finalement cela qui intéresse au fond le Grand Frère. Imitant la quête du Graal des généticiens – le déchiffrage du génome humain – le Projet sur le cerveau humain, estimé à trois milliards de dollars, « cherchera à définir la structure et les fonctions de la dernière grande inconnue biochimique : comment pensons-nous, créons-nous, improvisons-nous, apprenons-nous ? Comment les maladies entraînent-elles démences, délires, pertes de mémoire, hallucinations et illusions [97] » ? Le langage technique dont se sert la psychiatrie biologique pour emballer ses promesses peut éblouir les naïfs. Il est donc

* National Institute of Mental Health.

bon de rappeler que la phrénologie avait été reconnue comme science par des esprits aussi éminents qu'Auguste Comte, Karl Marx, Goethe et Thomas Wakley, fondateur du *Lancet*.

L'explication génétique du crime, de l'homosexualité, de l'abus des drogues, de la violence et des maladies mentales présente un double attrait. Aux contrôleurs des déviances sociales, elle permet de justifier la maîtrise du comportement par la médecine, la psychochirurgie ou le traitement eugénique. Les victimes, déchargées de leurs transgressions, la plébiscitent de leur côté. Les explications simples aux problèmes complexes ont toujours séduit. Dans le cas présent, le péché et son absolution sont entrelacés dans la double hélice de l'ADN.

La théorie environnementaliste constitue une variante de la prédétermination génétique du comportement. Elle postule qu'un incident biochimique a pu survenir lors du développement du fœtus dans l'utérus. En 1987, selon *The Irish Times*, un Irlandais « père de six enfants, représentant local choisi par l'archevêque pour siéger au conseil d'administration national des écoles, véritable pilier de la communauté suburbaine de Dublin », a été inculpé pour violences sexuelles sur l'une de ses filles [98]. Un consultant en psychiatrie « expert en problèmes psychosexuels » a déclaré, lors de sa déposition, que « suivant les derniers développements, on expliquait la violence sexuelle commise sur un enfant par l'apparition à un stade très précoce, probablement *in utero*, d'un accident fonctionnel dans le cerveau de l'homme ».

Ce déterminisme non génétique, mais néanmoins inné, qui fixe le sort de l'individu est désormais étendu à différentes pathologies. D'éminents chercheurs considèrent que nombre de désordres à l'âge adulte – maladies cardiaques, schizophrénie, diabète, etc. – ont une origine prénatale. Un professeur londonien en psychiatrie aurait expliqué : « L'accident qui se produit pourrait être dû à une infection virale, à l'effet de médicaments, à l'alimentation de la mère qui altéreraient le développement normal du cerveau du bébé [99]. » Ces spéculations pseudoscientifiques pourraient avoir de graves conséquences dans une société « normative ». Une mère pourrait être poursuivie par son enfant pour dommages consécutifs à un régime alimentaire déséquilibré ou à l'usage de stupéfiants. À l'inverse, les pédophiles ne seraient plus envoyés en prison, mais « traités » par manipulations génétiques ou biochimiques.

En 1987, les services américains chargés de la Promotion de la santé * prédisaient que d'ici l'an 2000, la plupart des gens auraient leur profil génétique fiché [100]. En 1984, une généticienne estimait que l'État devait contrôler la dissémination des gènes gravement nuisibles « comme sont contrôlés les bactéries et les virus, responsables de pathologies invalidantes [101] ». En 1993, le responsable du laboratoire de biologie cellulaire de l'université de Manchester prédisait que d'ici vingt à cinquante ans, les « passeports » génétiques seraient aussi courants que les permis de conduire. Le caractère génétique de chacun serait conservé sur une carte, voire sur une puce greffée dans le corps humain [102].

L'avertissement est clair. Nous ne pourrons pas dire que nous ne savions pas, que nous n'avions pas été prévenus. Ce n'est pas la science que nous devons accuser. Aucun décret, aucune loi ne peut contenir la curiosité de l'esprit humain. Ce qui doit être arrêté avant qu'il ne soit trop tard, ce sont les applications technologiques à des fins politiques. La génétique est une science ; le dépistage génétique n'en est pas une.

* Office of Disease Prevention and Health Promotion.

IX – LA GUERRE AUX DROGUES

La guerre aux drogues est une agression menée par certaines personnes contre d'autres... l'humanité est prise depuis longtemps du désir de se laver de ses souillures par la persécution spectaculaire de boucs émissaires.

T. Szasz

Ce n'est pas ici le lieu de présenter dans leur complexité les arguments favorables ou hostiles à la légalisation ou la décriminalisation de l'usage des drogues. Mais il est permis de noter le coût de cette guerre contre la drogue, notamment en matière de liberté. Ce coût en rappelle d'autres déjà évoqués dans ce livre.

En 1984, le docteur Thomas Bewley *, parlant de la drogue devant la Société médico-légale britannique, attirait l'attention sur les dangers d'une réaction excessive face au phénomène de dépendance. Dans l'auditoire, certains juges et policiers n'arrivaient pas à croire qu'une drogue comme l'héroïne puisse, à la manière de l'alcool, être prise en quantités modérées sans avoir d'effet nocif sur le consommateur [103]. Tout au long de notre histoire, de nouvelles drogues – le thé, le café, le tabac – ont été accueillies avec la même hystérie. On a pareillement exagéré leurs méfaits et recouru à la violence publique contre leurs utilisateurs. La drogue qui cause le plus de problèmes, qui fait le plus de mal, soutenait Bewley, est l'alcool. Le reconnaître ne suffit pas à en interdire l'usage.

L'homme est un animal porté à la dépendance. Celle-ci ne se limite pas aux substances chimiques. Un article

* Président du Royal College of Psychiatry.

du *British Journal of Addiction* a décrit trois cas de dépendance aux carottes [104]. Une femme de trente-cinq ans, dans un état de dépendance sévère, consommait environ un kilo de carottes crues par jour. Une autre, qui en consommait également une grande quantité, mettait les épluchures de côté. Enfin, un homme qui avait tenté de s'arrêter de fumer en mâchant des carottes en était vite arrivé à une consommation de cinq bottes par jour – ce qui, hors saison, représente une sérieuse dépense. Il n'avait pu se défaire de cette dépendance qu'en se remettant au tabac. L'état de manque chez ces trois patients était tel qu'ils se « droguaient » en public et en acceptaient le ridicule.

De tout temps et dans toutes les cultures, les populations locales ont recouru aux plantes, arbustes, champignons, parties animales ou minéraux qui procuraient des sensations agréables, intoxiquantes, euphorisantes, stimulantes, hallucinogènes ou soporifiques. Les aborigènes australiens utilisaient pour la confection du *pituri* les feuilles séchées du *Duboisia hopwoodii* aux propriétés stimulantes et, à doses plus élevées, narcotiques. Cette plante contient plusieurs alcaloïdes puissants, dont la nicotine. On en faisait le commerce sur une superficie d'un demi-million de kilomètres carrés [105]. Les bushmen Kung du désert du Kalahari utilisaient certaines plantes locales pour des expériences hallucinogènes [106]. Le découvreur du LSD, Albert Hoffmann a, dans un livre réalisé avec le directeur du musée botanique de Harvard, recensé une innombrable variété de substances hallucinogènes, stimulantes ou narcotiques, extraites de plantes et utilisées dans les sociétés primitives du monde entier : noix de kola au Nigeria, khat au Yemen, kava-kava en Polynésie, kanna en Afrique du Sud, keule chilien, kieli mexicain, koribo brésilien, kwashi du Botswana, sans oublier, mieux connus et plus largement distribués, l'opium, la marijuana ou la cocaïne [107]. De nombreuses religions ont utilisé les drogues affectant le comportement. L'ergot de seigle, dont le LSD est un dérivé synthétique, jouait probablement un rôle dans les mystères d'Éleusis. Le « soma », la boisson qui donnait au Dieu Indra le pouvoir de réaliser des exploits surnaturels, était célébré dans le Rig-Veda (VIII, 48). Il y a quelque trois mille ans, les Scythes inhalaient déjà la fumée de cannabis.

L'histoire du passage de la libre utilisation à l'interdiction des drogues montre clairement que les raisons qui ont motivé l'application de mesures de plus en plus punitives ne sont pas liées à l'aggravation démontrée des dommages causés, mais plutôt à la combinaison de différents facteurs : désir d'hégémonie de la part de la profession médicale puis de l'État, moralisme, politiques raciales ou recherche de boucs émissaires. La guerre d'aujourd'hui, dont l'Amérique est le quartier général, a des conséquences plus graves que le danger potentiel des drogues. Elle affecte la société à plusieurs niveaux.

Dans une guerre, tous les moyens sont bons. Les droits constitutionnels sont suspendus, la protection des libertés civiles abrogée, les traditions démocratiques piétinées. D'innocents citoyens peuvent être espionnés, leur téléphone mis sur écoute. On tient des dossiers confidentiels que l'on met à jour grâce aux services monnayés d'informateurs. La police dispose d'un pouvoir sans limite pour fouiller les personnes, les véhicules, les domiciles. Dans son ouvrage *Beyond the war on drugs* *, un professeur de droit américain, S. Witosky, a étudié les intrusions d'un État devenu omnipotent [108]. Le Service américain de lutte contre la drogue possède des dossiers informatisés contenant des renseignements fournis par des informateurs ou des agents secrets, sur un million et demi de personnes dont 95 % ne font l'objet d'aucune poursuite pour quelque crime que ce soit. On entend pourtant peu de protestations. Selon Witosky, « l'accrois-

* Au-delà de la guerre aux drogues.

sement graduel des pouvoirs de contrôle est suffisamment lent pour ne pas être détecté par un œil non entraîné. Au lieu d'être engloutis en une fois, les droits des citoyens régressent, doucement érodés, implacablement grignotés ».

Les analyses qui cherchent à tout hasard la présence de substances interdites dans les urines des salariés ou des candidats à l'embauche se sont largement répandues aux États-Unis dans les années cinquante. En 1981, la Commission sur le crime organisé créée par le président Reagan avait demandé aux entrepreneurs passant contrat avec l'État de faire subir ces tests à leurs salariés, soit à environ un million de personnes. De tels programmes assurent de gros profits aux firmes qui fabriquent les tests et qui, évidemment, en défendent la fiabilité pourtant douteuse. Pour avoir mangé deux petits pains aux graines de pavot, le correspondant scientifique du journal *The Independent* a appris que le test aux opiacés qu'il avait subi était positif [109]. Selon un placard publicitaire inséré en 1989 dans le *Journal of Occupational Medicine* par une société commercialisant des tests d'analyse, « quel que soit le lieu de travail et quel que soit le jour, on trouvera chez les jeunes de vingt à quarante ans entre 14 et 25 % de résultats indiquant une consommation de drogues illégales ». Or cette publicité reprenait le travail d'un consultant du gouvernement. En 1990, le chiffre d'affaires de l'industrie du dépistage était de huit cents millions de dollars. En Suède, trente grandes sociétés ont lancé des tests de mise en évidence de drogues dans les urines au prix d'environ mille francs l'unité [110]. En 1991, plus de la moitié des grandes sociétés américaines soumettaient les demandeurs d'emploi à ces tests, mesure qui, selon un sondage réalisé par Equifax, est approuvée par 83 % des Américains [111]. Lorsque les esclaves commencent à adorer leurs maîtres, ceux-ci n'ont plus à craindre de révolte. Certaines sociétés britanniques, dont une compagnie bancaire, ont lancé une nouvelle forme de test qui, par l'analyse des cheveux, permettrait de détecter la consommation de drogues prises plusieurs semaines, voire plusieurs mois, avant le rendez-vous d'embauche [112]. En 1990, un député travailliste, avec l'appui de tous les partis, avait déposé une proposition de loi sur la détection inopinée de drogues dans l'urine des enfants d'écoles [113].

La société américaine US Shert-Test Corporation a commercialisé un pulvérisateur qui permet de détecter de petites quantités de drogues sur les poignées de porte ou les tables de nuit. Avis aux parents, aux enfants, aux épouses ou aux amis ! Comme le remarquait Keith Botsford, « la famille qui pulvérise sera pulvérisée [114] * ! ». À Los Angeles, le groupe DARE ** encourage les enfants à espionner leurs parents. On cite plusieurs cas de parents traduits devant les tribunaux après avoir été dénoncés par leur progéniture.

La fin des années soixante-dix a vu apparaître une nouvelle forme de trafic. Contenue dans de petits sachets plastiques ou dans des préservatifs, la drogue est avalée ou dissimulée dans le vagin ou le rectum. Le *British Medical Journal* a même rendu compte du cas d'un malheureux pris avec de la drogue dans son oreille [115]. Les quantités ainsi introduites sont relativement faibles, comparées aux tonnes occasionnellement saisies. Leurs transporteurs, surnommés « mulets », « bourreurs » ou « avaleurs » courent un risque d'empoisonnement mortel si la drogue se répand. Ce sont généralement de pauvres gens luttant pour joindre les deux bouts, souvent des femmes avec de jeunes enfants [116]. Ils mettent leur vie en danger pour un salaire misérable et risquent, en cas d'arrestation, de longues peines de prison alors que ceux qui les utilisent comme des pions prospèrent et font d'énormes profits. L'interception de ces « colis humains »

* Le texte anglais « The family who sprays together certainly won't stay together » joue sur l'aphorisme populaire « The family who prays together, stays together » *(NDT)*.

** Drug Abuse Resistance Education.

s'effectue dans les aéroports. Les médecins, agissant comme des agents de l'État, y procèdent à de « simples examens manuels » du rectum et du vagin, à des rectoscopies, des lavages rectaux, des radios abdominales ou encore à l'examen des selles [117]. À l'aéroport de Heathrow, à Londres, ces spécialistes ont malicieusement été surnommés « doigts d'or » *.

Selon le Comité national anglais des libertés civiles **, « les douaniers fouillent à nu des passagers choisis au hasard. En douze mois, 22 214 personnes ont ainsi été fouillées ». Bien qu'une telle pratique contrevienne dans tous les cas à la Déclaration universelle des droits de l'homme qui stipule que nul ne sera soumis à des traitements ou des châtiments dégradants, seuls les gens « bien » peuvent espérer voir leur plainte prise en considération. Margaret Jackson, un juge noir de New York invitée à Londres pour donner une conférence lors d'un colloque juridique, a subi une fouille corporelle et dut fournir un échantillon d'urine. Rien n'a été retenu contre elle [118]. En octobre 1991, dix-huit policiers irlandais ont effectué une descente dans une maison de campagne au cours d'une réception privée. Trois femmes et quatre jeunes filles âgées de quatorze à dix-huit ans ont dû se soumettre à une fouille corporelle. Les policiers n'ont pas trouvé de drogue. Ils n'ont pas dressé de procès-verbal. Voilà une scène digne de Buñuel ou de Godard [119].

Le conseiller du président Reagan en matière de drogue *** avait proposé que toute personne ayant recours à des drogues soit arrêtée et traduite devant les tribunaux. Le président a accepté. « D'accord », a-t-il simplement répondu [120].

La moitié des 40 763 prisonniers que comptait l'État

* *Goldfingers,* en anglais.

** National Council for Civil Liberties. Le texte a paru dans le numéro de mars 1990 de la revue *The Spectator*.

*** Le docteur Donald Mc Donald, par ailleurs ancien directeur de l'Institut de l'alcool, de la drogue et de la santé mentale.

de New York à la fin de 1987 était incarcérée pour faits de drogue [121]. Plus d'un million d'Américains sont arrêtés chaque année pour ce même motif. Les peines de prison sont en moyenne de sept années, contre six ans et demi en moyenne pour les meurtres [122].

L'Iran a pendu plus de neuf cents trafiquants de drogue en 1989 [123]. En mai de la même année, l'Égypte a institué la pendaison pour le trafic de drogue [124]. Dans le sud-ouest de la Chine, trente-cinq trafiquants ont été condamnés à mort en 1991 [125]. À Djeddah, en Arabie Saoudite, un Pakistanais a été décapité en public en juillet 1993 pour avoir importé de l'héroïne dissimulée dans ses chaussures [126]. Dans sa déposition devant le Sénat américain *, le chef de la police de Los Angeles, Daryl Gates, a estimé que les utilisateurs de drogues devaient « être arrêtés et fusillés [127] ». Dans l'État du Delaware, près de la moitié de la majorité démocrate du Sénat a soutenu la réintroduction de la flagellation dans les affaires de drogue. William Rennett, le M. Drogue du président Bush, a qualifié la proposition d'« innovante » [128]. Witosky a également rassemblé les appels lancés par des politiciens américains pour le regroupement des trafiquants de drogue dans des goulags en Arctique ou pour leur exécution [129]. On a aussi suggéré d'abattre les avions suspectés de transporter de la drogue.

En Angleterre, en 1989, cent vingt policiers ont effectué un raid dans un pub de Wolverhampton, aidés de cent trente autres venus en renfort lors de la mêlée qui s'est ensuivie. Le résultat de l'opération, outre les nombreux blessés, fut la saisie de cannabis et de crack pour une valeur marchande totale de onze cents francs [130]. La même année dans le sud de Londres, une « rave party » pour moins de vingt ans a été prise d'assaut par cent vingt officiers de la garde territoriale – soit un par client – por-

* D'après un rapport fait par la branche californienne de l'Organisation nationale pour la réforme sur la marijuana.

tant tout l'équipement anti-émeute : lances thermiques, béliers hydrauliques, broyeurs de charnières et masses [131]. Aucune arme offensive n'a été trouvée mais on a pris quelques tablettes d'ecstasy, des doses minimes de LSD et de la marijuana. Huit personnes ont été inculpées en application des textes anti-drogue.

Aux États-Unis, le *Comprehensive Crime Control Act* de 1984 autorise la police à confisquer les biens des « trafiquants » de drogue. Un yacht de vingt-cinq millions de dollars a ainsi été saisi par les garde-côtes qui avaient trouvé à son bord dix graines et deux tiges de marijuana. Witosky cite encore l'exemple d'un couple du Michigan qui revenait du Canada où il avait passé ses vacances [132]. Ayant trouvé deux cigarettes de marijuana dans la poche de l'homme, les douaniers ont, sans dresser de procès-verbal, saisi la voiture neuve dans laquelle le couple voyageait et qui appartenait à la femme. Un shérif du comté d'Orlando en Floride a amassé cinq millions de dollars en liquide en arrêtant au hasard des automobilistes, le plus souvent noirs ou hispaniques, sur l'autoroute fédérale 95 [133]. Depuis 1988, la police peut conserver le produit de ses saisies, mésaventure qui peut souvent arriver à des innocents incapables d'organiser leur défense légale. Toutes ces actions sont menées au nom de la lutte contre « le pouvoir paralysant de la pègre aux États-Unis », pour reprendre les termes mêmes du président Reagan qui, en 1982, déclarait la guerre à la drogue.

Le dictateur du Panama, Manuel Noriega, était à la fois un trafiquant de drogue notoire et un ami personnel des services américains de lutte contre la drogue. En décembre 1989, quand il a cessé d'être utile, les troupes américaines ont envahi le Panama sous prétexte de le capturer. Au cours de l'opération, ils ont assassiné plusieurs centaines de personnes, détruit le bidonville de El Chorrillo et laissé des milliers de personnes sans toit. À l'escalade de la guerre anti-drogue correspond aussi celle des profits pour des trafiquants de plus en plus entraînés à tuer et à être tués. En Colombie, de 1982 à 1988, 108 hommes politiques, 157 juges, 1 536 policiers, 3 496 hommes des forces anti-drogue et 3 100 civils ont été assassinés dans le cadre de cette guerre [134]. Les pots-de-vin corrompent la police, les juges, les responsables d'Interpol, les politiciens et parfois des gouvernements entiers. Un pays peut aussi utiliser la guerre contre la drogue pour intervenir politiquement et militairement à l'étranger. C'est particulièrement vrai des États-Unis [135].

Les lois anti-drogue créent un énorme marché noir estimé à cent cinquante milliards de dollars environ pour les seuls États-Unis et à cinq cents milliards pour le monde [136]. En valeur, le commerce de la drogue est supérieur à celui du pétrole [137]. Et pourtant, ces campagnes contre la drogue n'ont aucun effet sur l'offre qui désormais sature le marché. Le prix au détail du kilo de cocaïne acheté dans la rue à New York est tombé de six cent cinquante mille en 1980 à cinquante mille dollars dans les années quatre-vingt-dix [138]. Les prix artificiellement gonflés par le marché noir donnent naissance à de nouvelles formes de criminalité permettant aux utilisateurs de financer leur coûteuse habitude : attaques de vieilles personnes, vols, cambriolages, prostitution, ventes en cascade qui amènent de nouveaux utilisateurs dans les filets du marché noir. La santé des consommateurs de drogues est mise en danger par les législations répressives qui conduisent les drogués à vivre dans le monde souterrain du crime. Ils risquent alors d'être exposés à des actes de violence, d'être victimes dans la rue ou en prison d'infections graves, d'empoisonnements ou d'overdoses dus à des produits de provenance ou de pureté incertaines, et, enfin, d'être laissés sans soins médicaux et sans aide sociale.

Le gouffre qui existe entre la réalité de la drogue et l'idée que les bureaucrates gouvernementaux s'en font apparaît dans le récit d'un « dealer » interrogé par un journaliste du quotidien *The Independent* [139]. Londonien au chômage, Dennis a commencé à vendre de la drogue pour financer ses propres besoins. Il retirait de deux à quatre mille francs par semaine de la vente de cocaïne et d'ecstasy et se limitait aux gens qu'il connaissait bien : « Bien sûr que je suis un sale type. Mais je ne demande pas aux gens d'acheter. Ce sont eux qui viennent me voir. Plus on vous dit de ne pas faire une chose, plus vous allez la faire. On ne veut pas de leçons de gens comme cette Virginia Chose *. Même un enfant de sept ans voit que c'est une sorcière. Aujourd'hui personne ne se fait plus avoir par ce genre de merde. Des enfants de sept ans vendent de la drogue et ces politiciens n'en savent rien. Une petite visite et ils croient avoir compris ; mais la visite et la vie, c'est différent. »

« L'interdiction complique cruellement le problème qu'elle devrait résoudre », lit-on dans un éditorial de *The Economist*. « Alors levez-la. Légalisez, contrôlez, découragez [140]. » Les bénéficiaires de la guerre menée actuellement sont les trafiquants et les services de lutte contre la drogue. Pour les deux groupes, le pire serait un cessez-le-feu. L'usage répandu de la drogue n'est pas une maladie mais un signe de mal de vivre, d'aliénation, d'anomie, de désespoir. Il est lié à la pauvreté, au chômage et à la misère des ghettos urbains. S'essayer aux drogues est la façon qu'ont nombre de jeunes d'exprimer un défi, de manifester l'attrait du plaisir défendu. Dans les milieux aisés, l'utilisation de drogues n'est souvent qu'un passe-temps relativement inoffensif destiné à procurer des sensations hédonistes.

Le problème de la drogue est complexe. Il n'a pas de solution simple. Pourtant, de nombreux criminologues, juges, hommes de loi, politiciens et humanistes ont plaidé pour une approche pragmatique de la légalisation ou de la décriminalisation. En 1991, un éditorial du *Lancet* concluait : « L'échec misérable des politiques actuelles est

* Virginia Bottomley, ministre de la Santé.

si largement reconnu aujourd'hui que la pression pour la décriminalisation va sûrement devenir irrésistible [141]. » Pour George Silver *, « les lois actuelles relèvent davantage de la morale que de la santé [142] ». Selon le *British Medical Journal*, les arguments contre la légalisation n'ont jamais été clairement formulés : « On se heurte à un discours défensif, à l'indignation sur les ravages purement hypothétiques que pourraient causer les hédonistes, les rêveurs irresponsables et les vauriens adonnés aux drogues [143]. »

Les bénéfices attendus d'un cessez-le-feu dans cette guerre seraient, outre la réduction de la criminalité, la protection accrue des citoyens par la police et les tribunaux moins occupés aux crimes qui ne font pas de victime, la baisse de la surpopulation carcérale et, enfin, l'amélioration de la santé des drogués et de leurs chances de se réinsérer dans la société.

X – LE CONCEPT D'AUTONOMIE

Je ne sais où l'on prend que les hommes aient horreur du despotisme. Je crois, au contraire, qu'ils l'aiment.

Bertrand de Jouvenel

Le concept d'autonomie a connu, entre 1969 et 1983, la faveur temporaire des moralistes médicaux. On dit aussi de cette période qu'elle marqua le « triomphe provisoire de l'autonomie [144] ». On a, depuis, de nouveau serré la vis. Le concept d'autonomie étant jugé trop étroit et trop négatif, certains auteurs ont même récemment proposé « une approche encourageant le médecin à jouer

* Professeur de santé publique.

un rôle plus actif, plus positif [145] ». Ce rôle actif inclut « la coercition et la manipulation » qui doivent rendre l'individu « plus autonome à l'avenir ».

Pour rejeter le concept d'autonomie défendu par John Stuart Mill, les défenseurs du paternalisme législatif distinguent la liberté positive de la liberté négative. Ils soutiennent que la faiblesse de l'argumentation de Mill provient en grande partie de « l'absence de définition précise donnée au terme de liberté [146] ». En préconisant la prévention du cancer au moyen de textes législatifs, ils laissent entendre que le concept de liberté chez Mill est purement négatif, alors que la « liberté positive », selon Isaïah Berlin, serait « bien plus importante puisqu'elle décide du degré de liberté négative qui doit être laissé à chaque individu ».

La liberté de fumer du cannabis, d'acheter des cigarettes ou de l'alcool sans payer de taxe-santé sont autant d'exemples de « liberté négative » mis au compte de Mill. On caricature le philosophe en libertin prêchant l'amour libre et défendant dans la liberté la licence, non l'autonomie et l'absence de coercition. L'accent mis sur la liberté « positive » rappelle la santé « positive » dans la rhétorique des campagnes de promotion-santé. Les positions d'Isaïah Berlin sont pareillement déformées. Berlin distingue les libertés positive et négative de façon plus fondamentale, comme les réponses aux questions « par qui suis-je gouverné ? » et « jusqu'à quel point suis-je gouverné ? ». La première question traite des garanties de la démocratie ; la seconde des limites du pouvoir de contraindre. Selon Berlin : « Chaque [concept] peut être perverti et se transformer en son contraire. Et s'il est difficile aujourd'hui de qualifier l'individualisme ultra-libéral de force montante, la rhétorique de la liberté positive, surtout sous sa forme dévoyée, est bien attestée. Elle continue dans les sociétés capitalistes et anticapitalistes de jouer son rôle historique : masquer le despotisme en invoquant une liberté accrue [...]. D'où l'urgence plus grande, selon moi, de montrer les aberrations de la liberté positive plutôt que celles de la liberté négative [147]. »

Ce n'est pas l'absence d'une définition précise de la liberté qui rend Mill inacceptable aux paternalistes, mais la clarté, l'éloquence et la passion avec lesquelles il défend « la seule liberté qui mérite ce nom ». On donnera deux exemples du langage de Mill :

> « Un homme ne peut pas être légitimement contraint d'agir ou de s'abstenir, sous prétexte que ce serait meilleur pour lui, que cela le rendrait plus heureux ou que, dans l'opinion des autres, agir ainsi serait sage ou même juste. »

Et encore :

> « La seule liberté digne de ce nom est de travailler à notre propre avancement, à notre gré, aussi longtemps que nous ne cherchons pas à priver les autres du leur ou à entraver leurs efforts pour l'obtenir. Chacun est le gardien naturel de sa propre santé aussi bien physique que mentale et spirituelle. L'humanité gagnera davantage à laisser chaque homme vivre comme bon lui semble qu'à le contraindre à vivre comme bon semble aux autres [148]. »

Le concept d'autonomie chez Mill implique désobéissance, refus de soumission et rébellion. Les tentatives pour contraindre les esprits indépendants échouent car ils « se rebelleront inévitablement contre le joug ». Les communistes avaient de bonnes raisons d'interdire l'essai de Mill *Sur la liberté*. Avec quelle avidité son texte, tapé à la machine et polycopié en cachette, était lu dans la Prague communiste du temps où j'étais étudiant !

Mill décrit l'« individualité » comme l'un des éléments du bien-être. Par individualité, il entend la liberté pour les personnes d'agir en fonction de leurs opinions, de « les transposer dans leur vie sans entraves, physiques ou morales de la part des autres, mais à leurs risques et périls. Cette dernière condition est évidemment indispensable... Pour toute personne possédant une dose raisonnable de sens commun et d'expérience, la façon dont elle organise sa vie est la meilleure ; non parce que c'est la meilleure en soi, mais parce que c'est la sienne ».

L'individualité chez Mill est synonyme de liberté entendue au sens d'indépendance. Elle peut être subsumée sous le concept d'« autonomie ». L'autonomie de la personne est un concept ancien. Michael Oakeshott en a retrouvé la trace jusqu'au XIIe siècle, dans la poésie, les sagas, les chansons : « Elle vit dans les personnages de Boccace... s'exprime de façon élégiaque dans les poèmes de Villon, avec un sérieux teutonique chez les maîtres chanteurs de Nuremberg, de manière flamboyante chez Cellini, avec profondeur dans les dévotions de Thomas à Kempis ou de saint Jean de la Croix... elle a connu son expression classique dans *les Essais* de Montaigne [149]. »

Pour les manipulateurs sociaux et utilitaristes de la promotion-santé moderne, cette tendance extrêmement marquée dans les convictions morales des Européens d'aujourd'hui [150] n'est qu'une liberté « négative » sans « contenu précis », un obstacle à la réglementation du bonheur qu'ils projettent. Que le système politique se nomme communisme, national-socialisme, théocratie ou système de protection sociale généralisée, la nation est toujours ce patient qu'il faut conseiller, encadrer socialement et amener à modifier son comportement. Pour Oakeshott, un tel État constitue « une société d'invalides » dirigée par des thérapeutes auxquels les patients prêtent de prétendus talents. Ce sont les promoteurs de santé, les spécialistes en dépistage, les psychiatres, les thérapeutes de groupe, les travailleurs sociaux, les conseillers en style de vie et les découvreurs de facteurs de risque. Karl Popper s'était déjà plaint dans *Conjectures et Réfutations* : « Les dictateurs de poche sont encore nombreux. Un homme d'intelligence normale à la recherche d'un avis médical doit s'attendre à être traité comme un imbécile exaspérant dès lors qu'il montre un intérêt intelligent, c'est-à-dire critique, pour son état [151]. »

L'autonomie implique le droit à l'erreur, aux regrets, aux choix déraisonnables, aux conduites absurdes. Randy E. Barnett * a repris, en l'appliquant au cas des drogués, la défense de l'autonomie selon Mill : « Si le droit des individus à choisir ce qu'ils font de leurs personnes et de leurs biens est pleinement respecté, on ne peut garantir qu'ils en useront avec sagesse. Certains pourront commettre l'erreur de chercher le bonheur dans une bouteille ou une seringue. D'autres voudront peut-être les aider en les persuadant de leur folie. Mais nous ne devons pas céder à cette forte tentation qui consisterait à donner à certains le pouvoir d'imposer aux autres, par la force, leurs propres choix en matière de consommation. Ce pouvoir, qui constitue l'essence des lois sur les drogues, provoque un état de dépendance chez qui le goûte. Il porte en lui la garantie, rare en ce monde, d'une corruption et d'une misère humaine sans nom [152]. » La liberté est le but allégué de tous les oppresseurs. Selon Hegel, « l'idée de liberté est le but absolu et final... Nous reconnaissons alors l'État comme le Tout moral et la Réalité de la Liberté ». Selon Karl Popper commentant Hegel : « On commence par la liberté, on termine par un État totalitaire [153]. »

Dans le *1984* d'Orwell, le slogan : « La liberté c'est l'esclavage » était inscrit au fronton du ministère de la Vérité. Aux États-Unis, des psychiatres ont proposé que les bien-portants « accroissent leur autonomie » en signant volontairement un contrat prévoyant une hospitalisation, même forcée, afin de les soigner, même contre leur gré. L'idée qui sous-tend cette proposition est celle d'un « moi » durable. On craint que le moi futur ne

* Professeur de droit aux États-Unis.

déplaise, par ses actes, au « moi » présent. Ce contrat, qualifié de « contrat d'Ulysse », a fait l'objet d'un débat dans une revue d'éthique. Un moraliste l'a rejeté mais pour de mauvaises raisons : « La justification du contrat d'Ulysse, expliquait-il, se fonde sur une conception particulière de l'autonomie individuelle. Ses objectifs sont peut-être primordiaux mais nous manquons aujourd'hui de moyens pour les atteindre avec précision [154]. » La question n'est pas de savoir si les objectifs peuvent être atteints avec précision, quoi que cela veuille dire, mais de décider si un contrat d'esclavage « accroît l'autonomie ». Pour citer Mill de nouveau, « en se vendant comme esclave, [l'homme] renonce à sa liberté ; ce seul acte exclut qu'il en use à l'avenir... le principe de liberté ne peut pas exiger que l'on soit libre d'aliéner sa liberté ». C'est travestir le sens des mots que d'utiliser le terme « autonomie » dans le sens de « privation d'autonomie ». « Le contrat d'Ulysse » est le jeu du chat et de la souris inventé par le chat. Il n'a rien à voir avec Ulysse qui avait ordonné à son équipage de l'attacher au mât pour goûter, sans risque, au chant des sirènes – pour le plaisir donc, sans la punition. Le contrat psychiatrique donne à l'« équipage » le plaisir d'infliger une punition à l'infortuné signataire, immobilisé dans une camisole de force.

Remerciements

Je remercie Sinéad Doran pour le transfert miraculeux de mon manuscrit sur disquette, l'incorporation des différentes additions au texte et la mise en ordre des références.

De nombreux amis m'ont encouragé et apporté d'utiles commentaires lors de la première version. Ce sont notamment Biddy McCormick, les docteurs Gérard Victory et James Le Fanu, les professeurs Eoin O'Brien, Tom O'Dowd, Alvan Feinstein et Lars Werkö. Je remercie particulièrement le professeur Renée Fox qui, tout au long de ces années, m'a fourni le soutien moral dont on a toujours tant besoin.

Le professeur James McCormick a été pour moi plus qu'un ami proche et un *leibarzt*. Il fut toujours une source de sages conseils et une oasis de calme par gros temps.

Il n'est pas toujours facile de trouver un éditeur pour un livre comme celui-ci. Les encouragements enthousiastes du docteur Digby Anderson, qui s'est chargé de trouver les fonds nécessaires et de suivre l'élaboration de l'ouvrage jusqu'à l'ultime étape de la minutieuse relecture, témoignent d'une amitié vraie, manifestée au moment opportun.

On remercie rarement les institutions. L'ambiance libérale de Trinity College qui, à Dublin, sauvegarde son esprit d'indépendance en dépit de pressions politiques, commerciales et technocratiques croissantes, a fait des années que j'y ai passées les plus heureuses de ma vie.

Les mots me manquent pour parler de mon *alter ego*, le docteur Vera Capkova.

Notes et références

PREMIÈRE PARTIE

1. K. R. Popper, *La Société ouverte et ses ennemis,* Paris, Le Seuil, 1979.

2. G. Rose, « Strategies of prevention : the individual and the population », *in* M. Marmot and P. Elliott, éd., *Coronary heart disease epidemiology,* Oxford, Oxford University Press, 1992, p. 311-324.

3. J. H. Knowles, « The responsibility of the individual », *Daedalus,* 1977, Winter, p. 57-80.

4. I. Illich, *Némésis médicale : l'expropriation de la santé,* Paris, Le Seuil, 1975.

5. P. Rhodes, « Indictment of medical care », *British Medical Journal,* 1974, 4, p. 576-577.

6. A. Paton, « Medicalization' of health », *British Medical Journal,* 1974, 4, p. 573-574.

7. H. R. Rollin, « Era of instability », *British Medical Journal,* 17 septembre 1977, p. 759-760.

8. D. F. Horrobin, « Whither medicine ? Nemesis or not ? A reply to Ivan Illich », *World Health Forum,* 1980, 1(1-2), p. 139-141.

9. I. Illich, « Body history », *Lancet,* 1986, ii, p. 1325-1327.

10. J. T. Winkler, « The intellectual celebrity syndrom », *Lancet,* 1987, 1, p. 450.

11. I. Kennedy, *The unmasking of medicine,* Londres, George Allen and Unwin, 1981.

12. A. Clare, « The threat to political dissidents in Kennedy's

approach to mental illness », *Journal of Medical Ethics,* 1981, 7, p. 194-196.

13. I. Kennedy, « A response to the critics », *Journal of Medical Ethics,* 1981, 7, p. 202-211.

14. T. McKeown, *The Role of Medicine : dream, mirage or nemesis ?,* Londres, Nuffield Provincial Hospitals Trust, 1976.

15. D. H. Spodick, « Revascularization of the heart – numerators in search of denominators », *American Heart Journal,* 1971, 81, p. 149-157.

16. P. Rhodes, *The Value of Medicine,* Londres, George Allen and Unwin, 1977.

17. R. C. Fox et J. P. Swazey, *Spare parts : organ replacement in american society,* New York, Oxford University Press, 1992.

18. H. de Mondeville, cité par M.-C. Pouchelle, *in Corps et chirurgie à l'apogée du Moyen Âge,* Paris, Flammarion, 1983.

19. Cité *in* R. Burton, *The anatomy of melancholy,* Londres, Dent, 1932.

20. Michel de Montaigne, *Essais,* livre II, chapitre XXXVII, Garnier Frères, 1962.

21. J. Addison, *Spectator,* 24 mars 1711.

22. R. Campbell, *London Tradesman,* Londres, 1747, p. 64.

23. Éditorial, « Is there any certainty in medical science ? » *Edinburgh Medical and Surgical Journal,* 1805, 1, p. 425-429.

24. Éditorial, *Lancet,* 1825, p. 220.

25. Anon., « On the cause of medical maladies », *Dublin Medical Press,* 1848, 19, p. 218-220.

26. J. D. Jackson, *The black arts in medicine,* Cincinnati, R. Clarke, 1880.

27. Éditorial, *Provincial Medical Journal,* 2 septembre 1889, p. 547.

28. George Bernard Shaw, « The socialist criticism of the medical profession », *Transactions of the Medico-Legal Society,* 1909, 6, p. 202-228.

29. G. Dunea, « Seagulls or exports », *British Medical Journal,* 1986, 292, p. 947-948.

30. M. Renaud, « On the structural constraints to state intervention in health », *International Journal of Health Services,* 1975, 5(4), p. 101-120.

31. A. J. Barsky, *Worried sick. Our troubled quest for wellness,* Boston, Little, Brown and Co, 1988.

32. J. McKnight, « Professionalized service and disabling help », *in* I. Illich éd., *Disabling professions,* Londres, Marion Boyars, 1977, p. 69-91.

33. J. V. Salinsky, « Personal view », *British Medical Journal,* 19 mars 1988, 296, p. 859.

34. *Irish Times,* 26 novembre 1984.

35. K. Whitehorn, « Sorting out the health battlefield », *Observer,* 3 février 1991.

36. P. Skrabanek, « The epidemiology of errors », *Lancet,* 1993, 342, p. 1502.

37. W. W. Holland et *al.,* « A controlled trial of multiphasic screening in middle-age : results of the south-east London screening study », *International Journal of Epidemiology,* 1977, 6, p. 357-363.

38. L. Thomas, « Notes of a biology-watcher. The health-care system », *New England Journal of Medicine,* 1975, 293, p. 1245-1246.

39. L. White, « How to improve the public's health », *New England Journal of Medicine,* 1975, 293, p. 773-774.

40. Barsky, *op. cit.*

41. *Independent,* 27 octobre 1990.

42. R. C. Fox, « The medicalization and demedicalization of american society », *Daedalus,* 1977, 106(1), p. 9-22.

43. R. Carlson, *The end of medicine,* New York, J. Wiley, 1975.

44. C. Lasch, *The culture of narcissism. American life in an age of diminishing expectations,* New York, Warner Books, 1979.

45. *Ibid.*

46. J. S. Mill, *Nature and utility of religion,* Indianapolis, Bobbs-Merrill Co, 1958.

47. W. C. Phillips, « The physician and the patient of the future », JAMA, 1926, 86, p. 1259-1265.

48. H. Mahler, « La santé pour tous d'ici l'an 2000 ! », *Chronique OMS,* 1975, 29, p. 499-504.

49. « Les soins de santé primaires ». Rapport de la Conférence internationale sur les soins de santé primaires, Alma-Ata (URSS), 6-12 septembre 1978, *Chronique OMS,* 1978, 32.

50. *Irish Times,* 24 avril 1987.

51. R. Mulcahy, *Irish Medical Times,* 7 novembre 1986, p. 26-27.

52. « Global health in the '80s and '90s », *Lancet,* 1990, 336, p. 1309.

53. *Guardian,* 1er janvier 1992.

54. A. McGregor, « WHO : Director-General's travels », *Lancet,* 1992, 340, p. 1399 ; éditorial, « WHO : power and inglory », *Lancet,* 1993, 341, p. 277-278.

55. R. D. Tollison et R. E. Wagner, *Who benefits from WHO ? The decline of the World Health Organization,* Londres, Social Affairs Unit, 1993 ; N. Farrell et J. Le Fanu, « WHO is kidding who ? », *Sunday Telegraph,* 26 septembre 1993.

56. A. Wynen, « Health for all' and medical ethics », *World Medical Journal,* 1987, 34(2), p. 19-23.

57. Charte d'Ottawa pour la promotion de la santé adoptée par la Conférence internationale pour la promotion de la santé, 17-21 novembre 1986, Ottawa, Canada.

58. A. Bourne, *Health for the future,* Harmondsworth, Penguin Books, 1942.

59. Montaigne, *op. cit.*

60. W. H. Carlyon, « Disease prevention – health promotion : bridging the gap to wellness », in *Health values : achieving high level wellness,* 1984, 8(3), p. 27-30.

61. I. K. Zola, « Healthism and disabling medicalisation », *in* I. Illich, 1977, *op. cit.,* p. 41-67.

62. M. P. O'Donnell, « Definition of health promotion », *American Journal of Health Promotion,* 1989, 3, p. 5-31.

63. *Health Education Journal,* 1984, 44, p. 96.

64. A. Crichton, « Changing public health », *Health Promotion International,* 1990, 5(1), p. 107-111.

65. *Community Physician,* octobre 1989.

66. Éditorial, « Primary health care : Government's worthy words amid the gloom », *Lancet,* 1987, ii, p. 1307-1308.

67. Éditorial, « Optimistic strategy for prevention », *Lancet,* 1988, ii, p. 723 ; éditorial, « The nation's health. A report for an undefined readership », *British Medical Journal,* 1988, 297, p. 749-750.

68. A. Smith et B. Jacobson, « The nation's health », *British Medical Journal,* 1988, 297, p. 1046.

69. M. H. Becker, « The tyranny of health promotion », *Public Health Review,* 1986, 14, p. 15-25.

70. G. Williams, « Health promotion – caring concern or slick salesmanship », *Journal of Medical Ethics,* 1984, 10, p. 191-195.

71. I. Kurtz, « Health educators – the new puritans », *Journal of Medical Ethics,* 1987, 13, p. 40-41.

72. « Full flush of health in Japan », *Guardian,* 26 octobre 1989.

73. J. Horsfall, « The hijack of reason », *Guardian,* 20 avril 1990.

74. A. McHallan, *The new authoritarians. Reflections on the Greens,* Londres, IEDSS, 1991.

75. P. Weindling, *Health, race and german politics between national unification and nazism, 1870-1945,* Cambridge, Cambridge University Press, 1989.

76. R. Proctor, *Racial hygiene : medicine under the nazis,* Cambridge (MA), Harvard University Press, 1988.

77. A. Evans-Pritchard, « Why LA law has become a bad joke », *Sunday Telegraph,* 24 octobre 1993.

78. P. R. Marantz, « Blaming the victim : the negative consequences of preventive medicine », *American Journal of Public Health,* 1990, 80, p. 1186-1187.
79. Illich, 1975, *op. cit.*
80. Montaigne, *op. cit.*, livre I, chapitre LVII.
81. Térence, *Phormion,* acte II, scène I, Paris, Garnier-Flammarion, 1991.
82. M. Yourcenar, *Mémoires d'Hadrien,* Paris, Plon, 1958.

DEUXIÈME PARTIE

1. A. Heidel, *The Gilgamesh epic and Old Testament parallels,* Chicago, University of Chicago Press, 1949.
2. E. H. Ackerknecht, *A short history of medicine,* Baltimore, The John Hopkins University Press, 1982.
3. F. Kudlein, « Cynicism and medicine », *Bulletin of the History of Medicine,* 1974, 48, p. 305-319.
4. M.-C. Pouchelle, *op. cit.*
5. C. W. Bynum, « The female body and religious practice in the later middle ages », *in* M. Feher, éd., *Fragments for a history of the human body,* partie I, Cambridge (MA), MIT Press, 1989, p. 160-220.
6. J. Le Brun, « Cancer serpit. Recherches sur la représentation du cancer dans les biographies spirituelles féminines du XVIIe siècle », *Sciences sociales et santé,* 1984, t. II, n° 2, juin 1984.
7. *Regimen Sanitatis Salerni,* Salerne, Ente Provinciale per il Turismo, 1953.
8. L. Thorndike, *A history of magic and experimental science,* vol. 4, New York, Columbia University Press, 1934.
9. H. C. Gillies, *Regimen Sanitatis. The rule of health. A Gaelic manuscript of the early sixteenth century or perhaps older from the Vade Mecum of the famous Macbeaths,* Glasgow, University Press, 1911.
10. Burton, *op. cit.*, IIe partie, IIIe section.
11. L. Cornaro, *How to live for a hundred years and avoid disease,* Oxford, Alden Press, 1935.
12. C. Mackenzie, *Sublime tobacco,* Londres, Chatto and Windus, 1957.
13. « Death of a centenarian pauper », *Lancet,* 12 janvier 1867, p. 68.
14. « Death of a centenarian », *Medical Press,* 3 janvier 1883, p. 14.
15. « Tobacco as a cause of longevity ? », *Provincial Medical Journal,* 1er août 1894, 1, p. 432.

16. « The day the elixir ran out for world's oldest man », *Irish Times,* 22 février 1986.

17. S. Connor, « Why the Angel of Death comes in genes », *Independent on Sunday,* 3 mars 1991.

18. « Der älteste Berner 106 Jahre alt », *Neue Zürcher Zeitung,* 1er-2 juin 1991.

19. « Oldest person dies aged 115 », *Guardian,* 18 mars 1993.

20. « Vanities », *People Weekly* (USA), 24 juin 1991.

21. A. Lyall, *The future of taboo in these islands,* Londres, Kegan Paul, 1936.

22. R. Porter, « The drinking man's disease : the " prehistory " of alcoholism in Georgian Britain », *British Journal of Addiction,* 1985, 80, p. 385-396.

23. W. Cobbett, *Cobbett's advice to young men* (édition de 1829), Londres, H. Frowde, 1906.

24. R. M. Deutsch, *The nuts among the berries. An exposé of America's food fads,* New York, Ballantine Books, 1961.

25. J. H. Kellogg, *Man, the masterpiece, or plain truths plainly told about boyhood, youth and manhood,* Londres, Pacific Press, 1890.

26. J. Money, *The destroying angel. Sex, fitness and food in the legacy of degeneracy theory, Graham crackers, Kellogg's cornflakes and American health history,* New York, Prometheus Books, 1985.

27. J. H. Kellogg, *Life : its mysteries and miracles. A manual of health principles,* Battle Creek (MI), Good Health Publishing Co, 1910.

28. M. DuBaskey, éd., *The gist of Mencken : quotations from America's critic,* Metuchen (NJ), The Scarecrow Press, 1990.

29. N. Wald, « Obituary. Professor Edward H. Kass, MD PhD », *International Journal of Epidemiology,* 1990, 19, p. 231-232.

30. *Sunday Times Magazine,* 1er octobre 1989.

31. W. R. Williams, « Cancer in Egypt and the causation of cancer », *British Medical Journal,* 20 septembre 1902, p. 917.

32. W. R. Williams, *The natural history of cancer, with special reference to its causation and prevention,* Londres, W. Heinemann, 1908.

33. R. Doll, *Prevention of cancer. Pointers from epidemiology,* Londres, The Nuffield Provincial Hospitals Trust, 1967.

34. R. Peto, « Causes of cancer », *Nature,* 1979, 277, p. 428.

35. E. L. Wynder et G. B. Gori, « Contribution of the environment to cancer incidence : an epidemiological exercise », *Journal of the National Cancer Institute,* 1977, 58, p. 825.

36. *Provincial Medical Journal,* 1er juillet 1895, p. 370-371.

37. Cité dans « The danger of bicycling for women », *Medical Press,* 14 août 1895, p. 165.

38. Cité dans *Buffalo Medical Journal,* 1900-1901, 56, p. 925.

39. « Ladies and bicycling », *Medical Press,* 22 juillet 1896, p. 92.

40. H. Macnaughton-Jones, « The special dangers to women of cycling », *Medical Press,* 4 novembre 1896, p. 461-462.

41. J. W. Ballantyne, « Bicycling and gynaecology », *Medical Press,* 20 juillet 1898, p. 54-56.

42. H. Williams, J. Brett et A. Du Vivier, « Cyclist's melanoma », *Journal of the Royal College of Physicians of London,* 1989, 23, p. 114-115.

43. « A culpa dos pianos », *Provincial Medical Journal,* 4 novembre 1895, p. 608.

44. « Roller-skating for girls », *Dublin Journal of Medical Science,* 1886, 92, p. 436.

45. A. Karpf, *Doctoring the media. The reporting of health and medicine,* Londres, Routledge, 1988.

46. M. R. Gillick, « Health promotion, jogging and the pursuit of the moral life », *Journal of Health Politics, Policy and Law,* 1984, 9, p. 369-387.

47. T. J. Bessler, « More on immunity to atherosclerosis in marathon runners », *New England Journal of Medicine,* 1978, 299, p. 20.

48. T. D. Noakes, L. H. Opie, A. G. Rose et P. H. T. Kleynhans, « Autopsyproved coronary atherosclerosis in marathon runners », *New England Journal of Medicine,* 1979, 301, p. 86-89.

49. R. Virmani, « Jogging, marathon running and death », *Primary Cardiology,* supplément à *Hospital Physician,* 1982, 4, p. A28-A39 ; P. D. Thompson, E. J. Funk, R. A. Carleton et W. Q. Sturner, « Incidence of death during jogging in Rhode Island from 1975 through 1980 », *JAMA,* 1982, 247, p. 2535-2538.

50. B. Marti et J. P. Vader, « Joggers grow old », *Lancet,* 1987, i, p. 1207.

51. E. Colt, « Coronary-artery disease in marathon runners », *New England Journal of Medicine,* 1980, 302, p. 57.

52. *British Medical Journal,* 25 mai 1985.

53. Barsky, *op. cit.*

54. J. Nicholl, « Exercise, fitness and health », *British Medical Journal,* 1992, 305, p. 645.

55. « Choix de santé », Rapport du Comité gouvernemental sur les choix en matière de soins de santé (rapport Dunning), Risjwick, Pays-Bas, ministère de la Santé et des Affaires sociales et culturelles, 1992.

56. H. Solomon, *The exercise myth,* Londres, Angus and Robertson, 1985.

57. T. B. Graboys, « The economics of screening joggers », *New England Journal of Medicine,* 1979, 301, p. 1067.

58. A. Cooke, *The Americans. Fifty letters from America on our life and times,* Londres, Bodley Head, 1979.

59. B. Appleyard, « The sad lowliness of the wrong distance runner », *Sunday Times,* 11 avril 1991.

60. V. Smith, « Physical puritanism and sanitary science : material and immaterial beliefs in popular physiology, 1650-1840 », *in* W. F. Bynum et R. Porter (éd.), *Medical fringe and medical orthodoxy,* Londres, Croom Helm, 1987.

61. J. C. Whorton, *Crusaders for fitness : the history of American health reformers,* Princeton, Princeton University Press, 1982.

62. *Ibid.*

63. M. R. Goldstein, « Daddy likes ice cream too », *JAMA*, 1990, 88, p. 666.

64. *Times,* 5 juin 1991.

65. T. L. Brunton, « On the use and administration of fat », *Practitioner,* 1878, 20, p. 167-179.

66. « Eat that fat (at least for now) », *New Scientist,* 14 juillet 1966, p. 72.

67. J. Stamler et *al.*, « Primary prevention of atherosclerotic diseases », *Circulation,* 1970, 42, p. A55-A95.

68. K. A. Oster, « Observations on food and drugs », *Medical Counterpoint,* 1974, 6(1), p. 43-44.

69. *Daily Telegraph,* 26 août 1991.

70. « Prevention of coronary heart disease. Report of a joint working party of the Royal College of Physicians in London and the British Cardiac Society », *Journal of the Royal College of Physicians,* 1976, 10, p. 213-275.

71. A. Keys, « Coronary heart disease in seven countries », *Circulation,* 1970, 41 et 42, supplément 1, p. 1-137.

72. M. O'Connor, « Europe and nutrition : prospects for public health », *British Medical Journal,* 1991, 304, p. 178-180.

73. K. Biss, K. J. Ho, B. Mikkelson, L. Lewis et C. B. Taylor, « Some unique characteristics of the Masai of East Africa », *New England Journal of Medicine,* 1971, 284, p. 694-699.

74. Keys, *op. cit.*

75. N. Paton et L. Findlay, *Poverty, nutrition and growth,* Medical Research Council Reports n° 101, Londres, HMSO, 1926.

76. B. M. Hannon et T. G. Lohman, « The energy cost of overweight in the United States », *American Journal of Public Health,* 1978, 68, p. 765-767.

77. E. H. Ahrens, « Dietary fats and coronary heart disease : unfinished business », *Lancet,* 1979, p. 1345-1348.

78. Select Committee on Nutrition and Human Needs, US Senate,

Dietary goals for the United States, Washington DC, US Government Printing Office, 1977.

79. A. E. Harper, « Dietary goals – a skeptical view », *American Journal of Clinical Nutrition,* 1978, 31, p. 310-321.

80. *In* Pouchelle, *op. cit.*

81. S. Yanchinski, « Britain batters its way to heart disease », *New Scientist,* 22 octobre 1981, p. 223.

82. F. J. Stare, *Adventures in nutrition,* Hanover (MA), Christopher Publishing House, 1991, p. 122.

83. T. J. Moore, *Heart failure. A critical enquiry into American medicine and the revolution in heart care,* New York, Random House, 1989.

84. P. Samuel, D. J. McNamara et J. Shapiro, « The role of diet in the etiology and treatment of atherosclerosis », *Annual Reviews in Medicine,* 1983, 34, p. 179-194.

85. R. Reiser, « A commentary on the rationale of the diet-heart statement by the American Heart Association », *American Journal of Clinical Nutrition,* 1984, 40, p. 654-658.

86. Office of Medical Applications of Research, « Lowering blood cholesterol to prevent heart disease », *JAMA,* 1985, 253, p. 2080-2086.

87. S. H. Rahimtoola, « Cholesterol and coronary heart disease : a perspective », *JAMA,* 1985, 253, p. 2094-2095.

88. P. Payne, « The dietary campaigners : whose side are they on ? », *Irish Medical Journal,* 1985, 78, p. 306.

89. J. R. Kemm, « The ethics of food policy », *Community Medicine,* 1985, 7, p. 289-294.

90. B. Levin, *Times,* 30 avril 1987.

91. J. W. Frank, D. M. Reed, J. S. Groves et R. Benfante, « Will lowering population levels of serum cholesterol affect total mortality ? », *Journal of Clinical Epidemiology,* 1992, 45, p. 333-346.

92. National Advisory Committee on Nutrition Education, *A discussion paper on proposals for nutritional guidelines for health education in Britain,* Londres, Health Education Council, 1983.

93. Committee on Medical Aspects of Food Policy (COMA), *Diet and cardiovascular disease,* Londres, HMSO, 1984.

94. K. L. Blaxter, « Animal production and food : real problems and paranoia », *Animal Production,* 1991, 53, p. 261-269.

95. J. I. Mann et *al.,* « Blood lipid concentrations and other cardiovascular risk factors : distribution, prevalence, and detection in Britain », *British Medical Journal,* 1988, 296, p. 1702-1706.

96. Anon., « The food we eat », *Lancet,* 1989, i, p. 740.

97. L. E. Ramsay, W. W. Yeo et P. R. Jackson, « Dietary reduction

of serum cholesterol : time to think again », *British Medical Journal,* 1991, 303, p. 9953-9956.

98. F. J. Stare, R. E. Olson et E. M. Whelan, *Balanced nutrition : beyond the cholesterol scare,* Holbrook (MA), Adams Inc., 1989.

99. F. Kern, « Normal plasma cholesterol in an 88-year-old man who eats 25 eggs a day », *New England Journal of Medicine,* 1991, 324, p. 896-899.

100. A. D. Hargreaves, R. L. Logan, M. Thomson, R. A. Elton, M. F. Oliver et R. A. Riemersma, « Total cholesterol, low density lipoprotein cholesterol and high density lipoprotein cholesterol and coronary heart disease in Scotland », *British Medical Journal,* 1991, 303, p. 678-681.

101. J. McCormick et P. Skrabanek, « Coronary heart disease is not preventable by population interventions », *Lancet,* 1988, ii, p. 839-841 ; M. F. Muldoon, S. B. Manuck et K. A. Matthews, « Lowering cholesterol concentrations and mortality : a quantitative review of primary prevention trials », *British Medical Journal,* 1992, 304, p. 309-314 ; M. Oliver, « Doubts about preventing coronary heart disease. Multiple interventions in middle-aged men may do more harm than good », *British Medical Journal,* 1992, 304, p. 303-394.

102. Éditorial, « Dr Koop's diet », *Lancet,* 1989, i, p. 306-307.

103. *Nutrition and your health. Dietary guidelines for Americans,* Washington DC, US Department of Agriculture and US Department of Health and Human Services, 1990.

104. T. Gordon et N. B. Kannel, « Drinking and its relation to smoking, blood pressure, blood lipids and uric acid », *Archives of Internal Medicine,* 1983, 143, p. 1366-1374.

105. J. S. Gill, M. J. Shipley, R. J. Hornby, S. K. Gill et D. G. Beevers, « A community case-control study of alcohol consumption in stroke », *International Journal of Epidemiology,* 1988, 17, p. 542-547.

106. M. J. Stampfer, G. A. Volditz, W. C. Willett, F. E. Splizer et C. H. Hennekens, « A prospective study of moderate alcohol consumption and the risk of coronary heart disease and stroke in women », *New England Journal of Medicine,* 1988, 319, p. 211-216.

107. E. B. Rimm, E. L. Giovannucci, W. C. Willett, G. A. Volditz, A. Ascherio, B. Rosner et M. J. Stampfer, « Prospective study of alcohol consumption and the risk of coronary heart disease and stroke in men », *Lancet,* 1991, 338, p. 464-468 ; R. Jackson, R. Scragg et R. Beaglehole, « Alcohol consumption and risk of CHD », *British Medical Journal,* 1991, 303, p. 211-216.

108. Z. Chen, R. Peto, R. Collins, S. MacMahon, J. Lu et W. Li, « Serum cholesterol concentration and coronary heart disease in a

population with low cholesterol concentration », *British Medical Journal,* 1991, 303, p. 211-216.

109. H. Ueshima, K. Tatara et S. Asakura, « Declining mortality from ischaemic heart disease and changes in coronary risk factors in Japan, 1956-1980 », *American Journal of Epidemiology,* 1987, 125, p. 62-72.

110. E. Guberan, « Surprising decline of cardiovascular mortality in Switzerland », *Journal of Epidemiology and Community Health,* 1979, 33, p. 114-120.

111. A. Nicolosi, S. Casati, E. Taioli et E. Polli, « Death from cardiovascular disease in Italy, 1972-1981 : decline in mortality rates and possible causes », *International Journal of Epidemiology,* 1988, 17, p. 766-772.

112. R. B. D'Agostino, W. B. Kannel, A. J. Belanger et P. A. Sytkowski, « Trends in CHD and risk factors at age 55-64 in the Framingham study », *International Journal of Epidemiology,* 1989, 18, suppl. 1, p. S73-S81.

113. L. Werkö, « The enigma or coronary heart disease and its prevention », *Acta Medica Scandinavica,* 1987, 221, p. 323-333 ; A. S. Brett, « Treating hypercholesterolemia. How should practising physicians interpret the published data for patients », *New England Journal of Medicine,* 1989, 321, p. 676-680 ; M. J. Oliver, « Reducing cholesterol does not reduce mortality », *Journal of the American College of Cardiology,* 1988, 12, p. 814-817 ; J. R. A. Mitchell, « What constitutes evidence on the dietary prevention of coronary heart disease. Cosy beliefs or harsh facts », *International Journal of Cardiology,* 1984, 5, p. 287-298 ; W. E. Stehbens, *The lipid hypothesis of atherogenesis,* Austin, Tx, R.G. Landes Co, 1993.

114. W. R. Williams, 1902, *op. cit.*

115. R. Read, « " Better living " spreads heart disease East », *Daily Telegraph,* 31 mai 1991.

116. *Daily Telegraph,* 5 septembre 1991.

117. N. Scrimshaw, « Strengths and weaknesses of the committee approach », *New England Journal of Medicine,* 324, p. 121-123.

118. T. L. V. Ulbricht et D. A. T. Southgate, « Coronary heart disease : seven dietary factors », *Lancet,* 1991, 338, p. 985-882.

119. « Le régime alimentaire, la nutrition et la prévention des maladies chroniques. » Rapport d'un groupe d'études de l'OMS, série des rapports techniques 797, 1990.

120. *Ibid.,* p. 179-180.

121. *Ibid.,* p. 10.

122. *Ibid.,* p. 135.

123. *Ibid.,* p. 57.

124. *Ibid.*, p. 39.

125. *Ibid.*, p. 104.

126. W. C. Willett et F. M. Sacks, Éditorial, « Chewing the fat. How much and what kind », *New England Journal of Medicine,* 1991, 324, p. 121-123.

127. P. James, *Times,* 18 avril 1991.

128. Groupe d'études de l'OMS, *op. cit.*, p. 112.

129. *Ibid.*, p. 129.

130. *Ibid.*, p. 176.

131. Burton, *op. cit.*

132. Anon., « The danger and duty of the hour », *Gaillard's Medical Journal,* 1881, 32, p. 31-32.

133. S. L. Barron, « Sexual activity in girls under 16 years of age », *British Journal of Obstetrics and Gynaecology,* 1986, 93, p. 787-793 ; P. Skrabanek, *ibid.*, 1987, 94, p. 491-492.

134. T.M. Dolan, « On the evils of artificial methods of preventing fecundation and on abortion-production in modern times », *Provincial Medical Journal,* 1er octobre 1887, p. 434-438.

135. Cicéron, *De Senectute,* xxi, xiii.

136. C. E. M. Joad, *Trasymachus, or the future of morals,* Londres, Kegan Paul, 1925.

137. Anon., « Kissing and its evils », *Provincial Medical Journal,* 1er juin 1893, p. 320.

138. S. S. Adams, « The dangers of kissing », *JAMA*, 1886, 6, p. 568-571.

139. N. Nuttall et A. McGregor, « Kissing gets a health warning », *Times,* 28 novembre 1991.

140. Anon., « Jailed for a kiss », *Daily Telegraph,* 18 septembre 1992.

141. J. Lumio, M. Jahkola, R. Vuento, O. Haikala et J. Eskola, « Diphtheria after a visit to Russia », *Lancet,* 1993, 342, p. 13-54.

142. N. Venette, *Tableau de l'amour conjugal,* Agence parisienne de distribution, 1950.

143. A. Comfort, *The anxiety makers. Some curious sexual preoccupations of the medical profession,* Londres, Panther, 1968.

144. C. White, « Unmentionables », *British Medical Journal,* 1991, 302, p. 184.

145. O. Temkin, « On the history of morality and syphilis », *in* O. Temkin, *The double face of Janus,* Baltimore, The John Hopkins University Press, 1977, p. 472-484.

146. R. Davenport-Hines, *Sex, death and punishment,* Londres, Collins, 1990.

147. W. McDermott, « Evaluating the physician and his technology », *Daedalus,* 1977, Winter, p. 135-157.

148. M. W. Adler, « The terrible peril : a historical perspective on the venereal diseases », *British Medical Journal,* 1980, 281, p. 206-211.

149. P. Flood, éd., *New problems in medical ethics,* Cork, Mercier Press, 1953.

150. J. H. Jones, *Bad blood. The Tuskegee syphilis experiment,* New York, Free Press, 1981.

151. T. M. Coffey, *The long thirst. Prohibition in America : 1920-1933,* Londres, Hamish Hamilton, 1976.

152. « Burma executed 25 HIV girls », *Daily Telegraph,* 4 avril 1992.

153. Reuters, 23 février 1989.

154. *Sunday Telegraph,* 27 mars 1994.

155. *Star Tribune,* Minneapolis, 2 juin 1993.

156. *New England Journal of Medicine,* 4 février 1993.

157. Éditorial, « A professional disgrace », *Lancet,* 11 septembre 1993.

158. C. J. Hobbs et J. M. Wynne, « Buggery in childhood », *Lancet,* 1986.

159. C. J. Hobbs et J. M. Wyne, « Diagnosing sexual abuse », *Lancet,* 1987, ii, 1455.

160. A. Stanton et R. Sunderland, *British Medical Journal,* 1989, 298, p. 802-803.

161. *Independent,* 8 septembre 1991.

162. *Times,* 22 février 1994.

163. Stanihurst, *Dieta Medicorum* (1550), cité dans *Dublin Journal of Medical Science,* 1886, 82, p. 180.

164. J. Eaton, « Remarks regarding the legitimate uses of alcoholic stimulants », *Provincial Medical Journal,* 1er janvier 1891, p. 23-28.

165. W. Carter, « The practical benefits of abstinence », *Provincial Medical Journal,* 1er novembre 1895, p. 562-566.

166. J. Flaig, « Soziale Medizin und Hygiene. Akohol und Rauschgiftbekämpfung », *Münchener Medizinische Wochenschrift,* 1935, 82(16), p. 625-629.

167. L. Englemann, *Intemperance : the lost war against liquor,* New York, Free Press, 1979.

168. K. A. Kerr, *The politics of moral behaviour. Prohibition and drug abuse,* Reading (MA), Addison-Wesley, 1973.

169. Engleman, 1979, *op. cit.*

170. Kerr, 1973, *op. cit.*

171. « Drink », *Lancet,* 1949, ii, p. 1000.

172. Éditorial, « WHO and a new perspective on alcoholism », *Lancet,* 1977, i, p. 1087-1088.

173. Éditorial, « Alcohol has a lot to do with alcoholism », *Lancet,* 1981, i, p. 425-426.

174. Royal College of Physicians, *A great and growing evil,* Londres, Tavistock, 1987.

175. H. M. Leichter, *Free to be foolish. Politics and health promotion in the United States and Great Britain,* Princeton, Princeton University Press, 1991.

176. A. Smith et B. Jacobson, éd., *The nation's health. A strategy for the 1990s,* Londres, King Edward's Hospital Fund, 1988.

177. Anon., « Owen wants alcohol under the Medicines Act », *British Medical Journal,* 1988, 297, p. 11.

178. P. Skrabanek, « Coffee, tea, alcohol – at your doctor's displeasure », *in* D. M. Warburton, éd., *Pleasure, the politics and the reality,* Londres, Wiley, 1993, p. 84-94.

179. A. G. Shaper et G. Wannamethee, « Men who do not drink », *International Journal of Epidemiology,* 1988, 17, p. 927-928.

180. T. S. Szasz, « Bad habits are not diseases », *Lancet,* 1972, ii, p. 83-84.

181. *Independent,* 18 août 1992.

182. Burton, *op. cit.*

183. Leichter, 1991, *op. cit.*

184. T. O. Shaw, *Moral aspects of smoking,* Washington DC, Medical Society of the District of Columbia, 1973.

185. S. Chapman, « Unravelling gossamer with boxing gloves : problems in explaining decline in smoking », *British Medical Journal,* 1993, 307, p. 429-432.

186. M. T. Southgate, « Making love with death », *JAMA,* 1986, 255, p. 1054.

187. « Le tabac ou la santé : à vous de choisir », *Chronique OMS,* 1980, 34, n° 3, p. 133.

188. « Coffin nails », *New Scientist,* 16 janvier 1986, p. 14.

189. D. Sharrock, « Doctor blames himself for curing Saddam of 60-a-day habit », *Guardian,* 4 juin 1991.

190. G. Wheatcroft, « A false solution to the doctor's new dilemma », *Daily Telegraph,* 2 juin 1993.

191. J. McCormick et P. Skrabanek, « Penalising smokers and drinkers », *Lancet,* 1988, i, p. 649.

192. A. Tuffs, « Cost-cutting ideas wanted », *Lancet,* 1992, 339, p. 1104.

193. M. J. Underwood et J. S. Bailey, « Coronary by-pass should

not be offered to smokers », *British Medical Journal,* 1992, 306, p. 1047-1048.

194. S. C. D. Grant, N. H. Brooks, D. H. Bennett, R. D. Levy, C. L. Bray et C. Ward, « Smokers waste valuable resources », *British Medical Journal,* 1993, 306, p. 1408.

195. D. Ward, « Smoker dies after operation was denied until he gave up », *Guardian,* 17 août 1993.

196. K. Ball, « Smoking out priorities », *Guardian,* 19 août 1993.

197. « Refusal to treat smoker 'unethical », *Independent,* 9 octobre 1993.

198. *Sunday Express,* 5 septembre 1993. Cité dans un communiqué de presse, à l'occasion de la réunion organisée à la Chambre des Lords le 11 octobre 1993 « pour une égalité d'accès au Service national de santé ».

199. M. Whitfield, « Workplace bans force smokers on to street », *Independent,* 11 août 1992.

200. « Smoker hanged himself », *Times,* 23 janvier 1993.

201. *Times,* 16 décembre 1993.

202. R. Eastwood, « Weeding out », éditorial, *Lancet,* 1993, 341, p. 1316.

203. M. R. Bliss, « Elderly smokers », *Lancet,* 1988, ii, p. 908.

204. « Fanatics, health fascists, secret police », *Free Choice,* 7 novembre 1992.

205. R. Rhein, « American smoker loses custody of child », *British Medical Journal,* 1993, 307, p. 1026.

206. A. Ferriman, « Children seek to sue parents over passive smoking », *Independent,* 31 janvier 1993.

207. C. Hall, « Babies should not be placed with smokers », *Independent,* 25 mars 1993.

208. P. A. Fontelo, « Can smoking be child abuse ? » *American Journal of Public Health,* 1993, 83, p. 429-430.

209. « Review of M. Yearsley, *An account of the deaths of the rulers of England* », *Lancet,* 1935, ii, p. 1471.

210. C. Conti, *A history of smoking,* Londres, Harrap, 1931 ; A. G. Christen, B. Z. Swanson, E. D. Glover et A. H. Henderson, « Smokeless tobacco : the folklore and social history of snuffing, sneezing, dipping and chewing », *Journal of the American Dental Association,* 1982, 105, p. 821-829 ; V. G. Kiernan, *Tobacco : a history,* Londres, Hutchinson, 1991.

211. « Tobacco pipes and Guy's Hospital subsoil », *Medical Press,* décembre 1899, p. 11.

212. « Close all cigarette factories-doctor », *Irish Medical Times,* 11 novembre 1983.

213. James Johnson, « Bad effects of smoking tobacco », *Medico-Chirurgical Review and Journal of Practical Medicine,* 1er avril 1833, p. 489-490.

214. S. Solly, « Paralysis », *Lancet,* 13 décembre 1856, p. 641-643.

215. J. Pidduck, « The great tobacco question. Is smoking injurious to health ? », *Lancet,* 14 février 1856, p. 177-178.

216. J. C. Bucknill, « The great tobacco question. Is smoking injurious to health ? », *Lancet,* 28 février 1856, p. 226-227.

217. Éditorial, *Lancet,* 28 mars 1857, p. 324-325.

218. A. Steinmetz, *Tobacco : its history, cultivation, manufacture and adulteration,* Londres, R. Bentley, 1857.

219. J. H. Jaffe, « Tobacco use as a mental disorder : the rediscovery of a medical problem », *in* M. E. Jarvik et *al.*, éd., *Research on smoking behaviour,* Washington DC, US Department of Health and Welfare, 1977, p. 202-217 ; J. H. Jaffe et M. Kanzler, *Psychiatric factors in drug abuse,* Minneapolis, University of Minnesota, 1979, p. 239-265.

220. British Medical Association, *Smoking out the barons,* Londres, Wiley, 1986.

221. W. H. Foege, « The growing brown plague », JAMA, 1990, 264, p. 1580.

222. B. J. Bailey, « Tobacco is the disease : cancer is the sequela », JAMA, 11 avril 1986.

223. D. Model, « Smoker's face : an underrated clinical sign ? », *British Medical Journal,* 1985, 291, p. 1760-1762.

224. H. L. Mencken, *Americana,* Londres, Hopkinson, 1925.

225. E. Nuehring et G. E. Merkle, « Nicotine and norms : the reemergence of a deviant behaviour », *Social Problems,* 1974, 21, p. 513-526.

226. « Stimulants endanger public health », JAMA, 1939, 112, p. 2339-2340.

227. J. Pringle, « Citizens balk at " fine " lifestyle », *Times,* 5 août 1993.

228. C. E. Koop, « A smoke-free society by the year 2000 », *New York State Journal of Medicine,* 1985, 87, p. 290-295.

229. A. Flew, « Towards the truth, through falsification », *Indoor Environment,* 1993, 2, p. 125-128.

230. J. C. Luik, « Pandora's Box : the dangers of politically corrupted science for democratic public policy », *Bostonia,* 1993, Winter, p. 50-60.

231. J. Last, « New pathways in an age of ecological and ethical concerns », *International Journal of Epidemiology,* 1994, 23, p. 1-4.

TROISIÈME PARTIE

1. B. de Jouvenel, *Du pouvoir : histoire naturelle de sa croissance,* Genève, Cheval Alle, 1945.
2. P. Skrabanek, « The epidemiology of errors », *Lancet,* 1993, 342, p. 1502.
3. B. de Jouvenel, *op. cit.*
4. M. Nirmala, « Obesity grades to be recorded in students' report books », *Sunday Times,* Singapour, 1er décembre 1991.
5. *Straits Times,* 6 décembre 1991.
6. « Chewing freely », *Times,* Singapour, 21 janvier 1992.
7. D. I. Wikler, « Persuasion and coercion for health. Ethical issues in government efforts to change lifestyles », *Millbank Memorial Fund Quarterly,* 1978, 56, p. 303-338.
8. Cité dans R. Crawford, « You are dangerous to your health : the ideology and politics of victim blaming », *International Journal of Health Services,* 1977, 7, p. 663-680.
9. D. E. Beauchamp, *The health of the republic. Epidemics, medicine, and moralism as challenges to democracy,* Philadelphie, Temple University Press, 1988.
10. M. Oppenheim, *New England Journal of Medicine,* 6 novembre 1980.
11. D. Callahan, « Legislating safety – how far should we go ? », *New England Journal of Medicine,* 1989, 320, p. 1412-1413.
12. J. Stokes, « Why not rate health and life insurance premiums by risks ? », *New England Journal of Medicine,* 1983, 308, p. 393-395.
13. Éditorial, « When are cyclists going to wear helmets ? », *Lancet,* 1988, i, p. 159-160.
14. M. McCarthy, « Do cycle helmets prevent serious injury ? », *British Medical Journal,* 1992, 305, p. 881-882.
15. M. McCarthy, *British Medical Journal,* 10 octobre 1992.
16. W. Carlyon, *op. cit.*
17. T. Fox, « Purposes of medicine », *Lancet,* 1965, ii, p. 801-805.
18. O. Pomerleau, F. Bass et V. Crown, « Role of behaviour modification in preventive medicine », *New England Journal of Medicine,* 1975, 292, p. 1277-1282.
19. Éditorial, « Should medicine... become a function of the state ? », *JAMA,* 1893, 20, p. 331-335 (reproduit in *JAMA,* 17 mars 1993, 269).
20. R. D. Truog et T. A. Brennan, « Participation of physicians in capital punishment », *New England Journal of Medicine,* 1993, 329, p. 1346-1349.

21. Éditorial, « Doctors and death row », *Lancet,* 1993, 341, p. 209-210.

22. G. R. N. Jones, « Judicial electrocution and the prison doctor », *Lancet,* 1990, 335, p. 713-714.

23. D. A. Sargent, « Treating the condemned to death », *Hastings Center Report,* 16 décembre 1986, p. 5-6.

24. S. Trombley, « Back to the death watch », *Guardian,* 21 janvier 1993.

25. Truog et Brennan, 1993, *op. cit.*

26. W. J. Curran et W. Casscells, « The ethics of medical participation in capital punishment by intravenous drug injection », *New England Journal of Medicine,* 1980, 302, p. 226-230.

27. Truog et Brennan, 1993, *op. cit.*

28. J. L. Talmon, *The origins of totalitarian democracy,* Londres, Sphere Books, 1970.

29. J.-P. Goubert, « Santé publique et libertés individuelles : un historique », *in* E. Malet (éd.), *Santé publique et libertés individuelles,* Paris, Passages, 1993, p. 98-101.

30. G. Rosen, *From medical police to social medicine : essays on the history of health care,* New York, Science History Publications, 1974.

31. P. Weindling, 1989, *op. cit.*

32. Cité dans J. M. Eyler, « Poverty, disease, responsibility : Arthur Newsholme and the public health dilemmas of British liberalism », *Millbank Quarterly,* 1989, 67 (suppl. 1), p. 109-129.

33. J. C. Whorton, *Crusaders for fitness ; the history of American health reformers,* Princeton, Princeton University Press, 1982.

34. H. de Mondeville, *op. cit.*

35. « Alcohol, tobacco and coffee », JAMA, 1938, 113, p. 1144-1145.

36. « New laws for regulation of the medical profession », JAMA, 1938, 110, p. 221-222.

37. H. Hausheer, « Icarian medicine. Étienne Cabet's utopia and its French medical background », *Bulletin of the History of Medicine,* 1941, 9, p. 294-310, 401-435 et 517-529.

38. « Visit to Russia of British Doctors », JAMA, 1961, 175, p. 159.

39. L. von Mises, *Omnipotent government. The rise of the total state and total war,* New Haven, Yale University Press, 1944.

40. L. W. Sullivan, « Healthy people 2000 », *New England Journal of Medicine,* 1990, 323, p. 1065-1067.

41. Éditorial, « Witch hunting in America », *Sunday Times,* 20 octobre 1991.

42. P. Johnson, « The liberal fascists ride high », *Spectator,* 19 octobre 1991.

43. Éditorial, « America's decadent puritans », *Economist,* 28 juillet 1990.

44. H. Schoeck, *Envy – a theory of social behaviour,* Indianapolis, Liberty Press, 1987.

45. R. L. Hey, « US targets maternal drug abuse as cost problems escalate », *Christian Science Monitor,* 22 mai 1990 (cité *in* T. Szasz, *Our right to drugs,* New York, Praeger, 1992).

46. E. Drucker, « Children of war. The criminalization of motherhood », *International Journal on Drug Policy,* 1989, 1(4), p. 10-12.

47. G. J. Annas, « Foetal neglect. Pregnant women as ambulatory chalices », *in* G. J. Annas, *Judging medicine,* Clifton (NJ), Humana Press, 1988, p. 91-96.

48. D. Nelkin et L. Tancredi, *Dangerous diagnostics. The social power of biological information,* New York, Basic Books, 1989.

49. P. Pringle, « A nihilism for the nineties sweeps America », *Guardian,* 6 juin 1990.

50. V. E. B. Kolder, J. Gallagher et M. T. Parsons, « Court ordered obstetrical interventions », *New England Journal of Medicine,* 1987, 316, p. 1192-1196.

51. « Minerva », *British Medical Journal,* 7 mai 1988, p. 1334.

52. G. J. Annas, « Forced caesareans. The most unkindest cut of all », *in* G. J. Annas, 1988, *op. cit.,* p. 119-125.

53. D. Brahams, « Australian mother sued by child injured *in utero* », *Lancet,* 1991, 338, p. 687-688.

54. R. A. Charo, « Mandatory contraception », *Lancet,* 1992, 339, p. 1104-1105.

55. D. Brahams, « Enforced caesarean section : a US appeal », *Lancet,* 26 mai 1990, p. 1270.

56. F. Gibb, « Mother's objection to caesarean birth overruled by court », *Times,* 14 octobre 1992.

57. H. H. Bräutigam, K. Kruse et S. Rückert, « Schneewittchens Kind », *Die Zeit,* 30 octobre 1992.

58. H. L. Karcher, « German customs investigate illegal abortions », *British Medical Journal,* 1991, 302, p. 677.

59. M. Foucault, *Surveiller et punir : naissance de la prison,* Paris, Gallimard, 1975.

60. E. Goffman, *Stigma,* Harmondsworth, Penguin Books, 1990.

61. Nelkin et Tancredi, 1989, *op. cit.*

62. D. A. Stone, « At risk in the welfare state », *Social Research,* 1989, 56, p. 591-633.

63. L. White, « How to improve the public's health », *New England Journal of Medicine,* 1975, 293, p. 773-774.

64. *Healthy People. The Surgeon-General's report on health pro-*

motion and disease prevention, Washington DC, Department of Health, Education and Welfare, 1979.

65. H. Kühn, *Healthismus. Eine Analyse der Präventionspolitik und Gesundheitsförderung in den USA*, Berlin, Sigma, 1993.

66. R. Rhein, « Rationing : Maryland style », *British Medical Journal,* 1991, 303, p. 670.

67. A. R. Moore, « The stupidity of patients », *Journal of Medical Ethics,* 1979, 5, p. 207-208.

68. J. P. Allegrante et R. P. Sloan, « Ethical dilemmas in workplace health promotion », *Preventive Medicine,* 1986, 15, p. 314-135 ; cité *in* H. M. Leichter, *Free to be foolish. Politics and health promotion in the United States and Great Britain,* Princeton, Princeton University Press, 1991.

69. Leichter, 1991, *op. cit.*

70. N. Swann, « Melbourne hospital causes AIDS furore », *British Medical Journal,* 1989, 298, p. 849.

71. M. Browne, « Consultants may ban AIDS-risk surgery », *Irish Medical Times,* 2 avril 1993.

72. M. Curley, « Shock findings about GP attitudes towards AIDS/HIV patients », *Irish Medical Times,* 3 septembre 1993.

73. *American Mercury,* 1933, 29, n° 115.

74. « Vatican blame », *Independent,* 24 juin 1993.

75. I. Illich et B. Sanders, *ABC*, La Découverte, Montréal, 1990.

76. M. Rothstein, *Medical screening of workers,* Washington DC, Bureau of National Affairs, 1984.

77. Nelkin et Tancredi, 1989, *op. cit.*

78. T. Beardsley, « Mind reader. Do personality tests pick out bad apples ? », *Scientific American,* avril 1991, p. 84-85.

79. S. Robinson, « So whose lifestyle is it anyway ? », *Daily Telegraph,* 22 juillet 1991.

80. Nelkin et Tancredi, 1989, *op. cit.*

81. K. Wharton, « BR's stiff drink rule puts nights out in peril », *Daily Telegraph,* 5 septembre 1993.

82. T. Butcher, « Pipe-smoking landlord fumes over jail threat », *Daily Telegraph,* 26 avril 1993.

83. C. Holden, « Looking at genes in the workplace », *Science,* 1982, 217, p. 336-337.

84. E. Fee, « Sin vs science : venereal disease in Baltimore in the twentieth century », *Journal of the History of Medicine and Allied Sciences,* 1988, 43, p. 141-164.

85. D. Orentlicher, « Genetic screening by employers », *JAMA*, 1990, 263, p. 1005-1008.

86. E. Draper, *Risky business : genetic testing and exclusionary*

practices in the hazardous workplace, Cambridge, Cambridge University Press, 1991.

87. A. M. Capron, « Hedging their bets », *Hastings Center Reports,* mai-juin 1993, p. 30-31.

88. B. Müller-Hill, « Bioscience in totalitarian regimes : the lessons to be learned from Nazi Germany », *in* D. J. Roy, B. E. Wynn et R. W. Old, éd., *Bioscience and society,* Londres, Wiley, 1991, p. 67-76.

89. E. Yew, « Medical inspection of immigrants at Ellis Island, 1891-1924 », *Bulletin of New York Academy of Medicine,* 1980, 56, p. 488-510.

90. « The brains of criminals », *Dublin Journal of Medical Science,* 1882, 73, p. 423.

91. « The congress of criminal anthropology », *Provincial Medical Journal,* 1er octobre 1889, p. 633-636.

92. P. Cotton, « Neurophysiology, philosophy on collision course ? », JAMA, 1993, 269, p. 1485-1486.

93. Éditorial, « National eugenics », *British Medical Journal,* 25 septembre 1909, p. 900.

94. P. R. Breggin et G. R. Breggin, « A biomedical programme for urban violence control in the US : the dangers of psychiatric social control », *Changes,* 1993, 11, p. 59-71.

95. R. C. Lewontin, *The doctrine of DNA. Biology as ideology,* Harmondsworth, Penguin Books, 1993, p. 72.

96. Gershon et Rieder, « Major disorders of mind and brain », *Scientific American,* 1992, 266, p. 127-133.

97. P. Cotton, « Scientists chart course for brain man », *JAMA,* 1993, 269, p. 1357.

98. « Man sentenced to four years for sexually abusing his daughter », *Irish Times,* 25 novembre 1987.

99. T. Prentice, « Researchers trace adult diseases to the womb », *Times,* 21 mars 1991.

100. Nelkin et Tancredi, 1989, *op. cit.*

101. M. W. Shaw, « Conditional prospective rights of the fœtus », *Journal of Legal Medicine,* 1984, 63, p. 63-116.

102. C. Hall, « One spit could yield " passport " to health », *Independent,* 2 septembre 1993.

103. T. Bewley, « Over-reaction to drug-dependence – a changing menace », *Medico-Legal Journal,* 1985 (IIe partie), p. 70-86.

104. *British Journal of Addiction,* 1992, 87, p. 1195.

105. P. L. Watson, O. Luanratana and W. J. Griffin, « The ethnopharmacology of pituri », *Journal of Ethnopharmacology,* 1983, 8, p. 303-311.

106. M. Dobkin de Rios, « Enigma of drug-induced altered states

of consciousness among the Kung Bushmen of the Kalahari Desert », *Journal of Ethnopharmacology,* 1986, 15, p. 297-304.

107. R. E. Schultes et A. Hofmann, *Plants of the gods. Origins of hallucinogenic use,* Londres, Hutchinson, 1980.

108. S. Witosky, *Beyond the war on drugs. Overcoming a failed public policy,* Buffalo (NY), Prometheus Books, 1990.

109. *Independent,* 20 décembre 1993.

110. V. Rich, « Sweden : pre-employment drug tests », *Lancet,* 1992, 339, p. 800.

111. « Of two minds about privacy », *Scientific American,* 12 juin 1991.

112. S. Connor, « Hair tests for drugs on job applicants », *Independent on Sunday,* 23 septembre 1990.

113. « Labour MP's bill aims to introduce random testing for school-children », *Guardian,* 20 août 1990.

114. K. Botsford, « A drug test with negative results », *Independent on Sunday,* 20 octobre 1990.

115. Minerva, « " Ear packing " in drug abusers », *British Medical Journal,* 1989, 299, p. 214.

116. J. Carvell, « Pawns in the drug traffickers' game of chance », *Guardian,* 30 juillet 1990.

117. P. J. Karhunen, A. Penttilä et A. Panual, « Detection of heroin body-packers at Helsinki airport », *Lancet,* 1987, i, p. 1265.

118. M. Prescott et G. Greig, « Black judge " humiliated " by UK customs », *Sunday Times,* 5 juillet 1992.

119. J. Cusack, « Meath family seeks legal advice after Garda drug raid on home », *Irish Times,* 15 octobre 1991.

120. J. Brinkley, « First, an adviser says, let's arrest the users », *New York Times,* 21 octobre 1987.

121. « Drug abusers in prison », *Lancet,* 1990, 336, p. 1124.

122. R. Grant, *Independent on Sunday,* 20 juin 1993.

123. *Independent,* 7 décembre 1989, cité *in International Journal on Drug Policy,* 1989, i(4), p. 9.

124. C. Walker, « Death penalty introduced for traffickers », *Times,* 31 mai 1989.

125. « Drug crackdown », *Observer,* 27 octobre 1991.

126. Reuter, « Man beheaded after prayers », *Irish Times,* 24 juillet 1993.

127. California NORML reports, cité *in International Journal on Drug Policy,* 1990, 9(3), p. 7.

128. M. Hosenball, « Drug traffickers face the lash », *Sunday Times,* 5 mai 1989.

129. Witosky, 1990, *op. cit.*

130. P. Hoyland, « Police accused over drugs raid riot », *Guardian,* 25 mars 1989.

131. T. Kirby, « The party's over at an Acid House under the arches », *Independent,* 22 août 1989.

132. Witosky, 1990, *op. cit.*

133. R. Grant, « Drugs in America : Zero tolerance », *Independent on Sunday,* 20 juin 1993.

134. C. Coughlin, « Killing as a way of life », *Daily Telegraph,* 31 août 1989.

135. J. Marshall, « Drugs and United States foreign policy », *in* R. Hamowy et A. Freedman, éd., *Dealing with drugs : consequences of government control,* Lexington, D. C. Heath and Co, 1987, p. 136-176.

136. R. W. Sweet et E. A. Harris, « Just and unjust wars : the war on the war on drugs – some moral and constitutional dimensions of the war on drugs », *North Western University Law Review,* 1993, 87, p. 1302-1373.

137. Éditorial, « Unexciting and all the better for it », *Guardian,* 12 avril 1990.

138. Sweet et Harris, 1993, *op. cit.*

139. I. Edwards-Jones, « I don't push drugs, Virginia, I don't have to », *Independent,* 25 novembre 1992.

140. Éditorial, « Hooked on just saying no », *Economist,* 21 janvier 1989.

141. Éditorial, « Your heroin sir », *Lancet,* 1991, 337, p. 402.

142. G. A. Silver, « Mischievous morality », *Lancet,* 1988, i, p. 987-988.

143. H. Parker, « Hard drugs and even harder decisions », *British Medical Journal,* 1989, 299, p. 1241.

144. H. Brody, *The healer's power,* New Haven, Yale University Press, 1992.

145. *Ibid.*

146. M. Gray et C. Fletcher, « Prevention through legislation », *in* M. P. Vessey et M. Gray, éd., *Cancer risks and prevention,* Oxford, Oxford University Press, 1985, p. 231-248.

147. I. Berlin, *Éloge de la liberté,* Paris, Calmann-Lévy, 1988.

148. J. S. Mill, *De la liberté,* Paris, Gallimard, 1990.

149. M. Oakeshott, *Character of a Modern European State.*

150. *Ibid.*

151. K. R. Popper, *Conjectures et réfutations,* Paris, Payot, 1985.

152. R. E. Barnett, « Curing the drug-law addiction. The harmful effects of legal prohibition », *in* Hamowy and Freedman, 1987, *op. cit.*

153. K. R. Popper, *La Société ouverte et ses ennemis,* vol. 2, *Hegel et Marx,* Paris, Le Seuil, 1979.

154. *Hastings Center Reports,* 1984.

Table des matières

Deuxième partie

LE CULTE DU STYLE DE VIE

Troisième partie

UNE MÉDECINE COERCITIVE

CET OUVRAGE A ÉTÉ TRANSCODÉ
ET ACHEVÉ D'IMPRIMER SUR ROTO-PAGE
PAR L'IMPRIMERIE FLOCH À MAYENNE
EN OCTOBRE 1995

N° d'impression : 38237.
N° d'édition : 7381.0343.1.
Dépôt légal : octobre 1995.
Imprimé en France